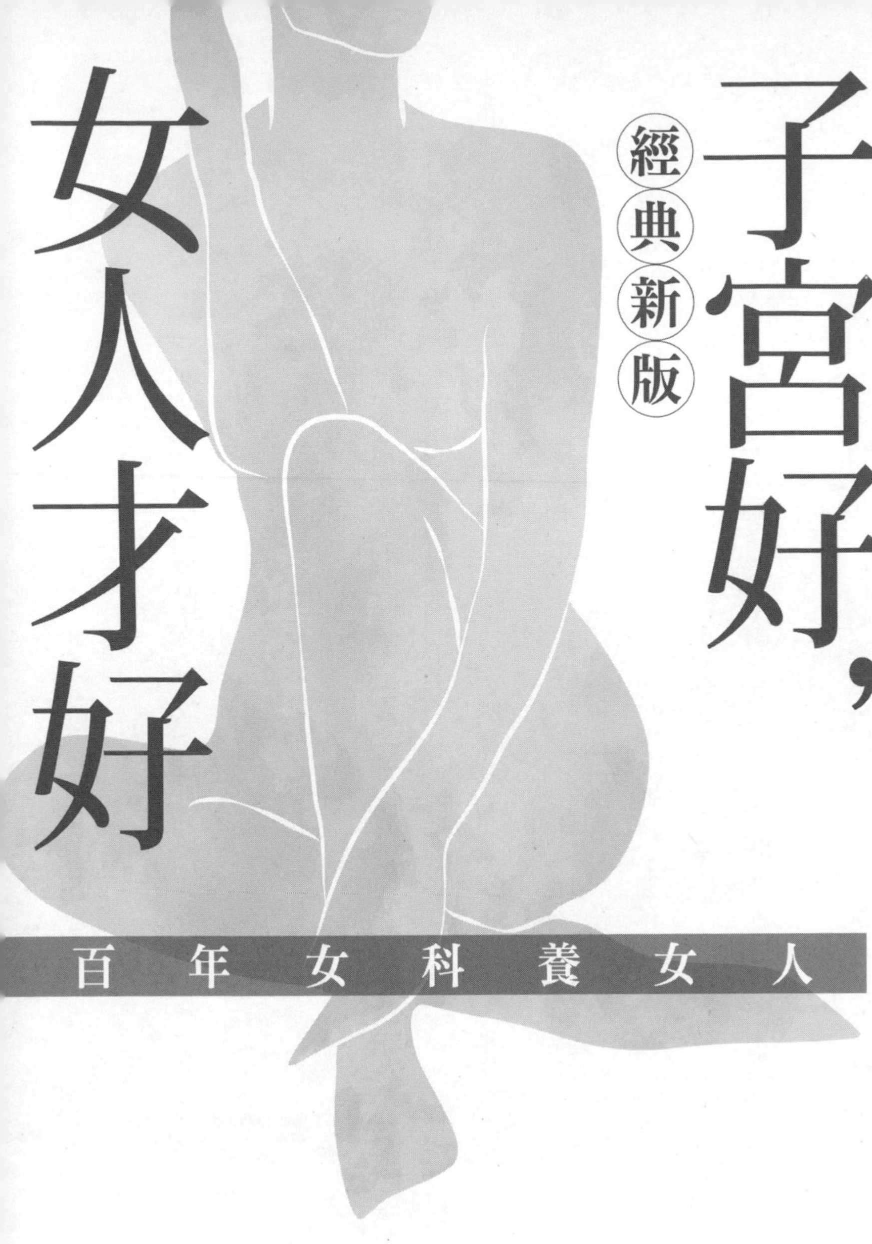

子宮好，女人才好

經典新版

百年女科養女人

田原——著

序　一本有溫度的女人書

女人家，有多少「事」？

多年前，和一位女性朋友吃飯，主菜剛上，她慌慌張張就說要走，我問她怎麼了，她說：「對不起，女人家的事，你就別問了……。」

更多年前，大考的前夕，妹妹一手抓著書，一手壓著肚子，蒼白的蜷縮在書桌下，啜泣著苦讀……。

朋友妻子懷孕的時候，他在家裡待不住，老愛往外跑，他說：「不知道，這幾個月總是莫名其妙的歇斯底里，她也知道難受，是她叫我出來的……。」

還有位甜美的長髮女子，台上琴藝超絕，非常迷人，但只要一下台來，總是愁眉苦臉；後來問起才跟我說，她每個月幾乎有三分之二的時間，都處於「生理期」狀態，而且前後都要人命……。

「我們女人家的事」——我們總是可以聽到這樣的對答，但始終也摸不透女人家到底有多少「事」。

娶妻之後，慢慢我才明白，她們「可能」遇上了什麼樣的「麻煩」；後來再讀了一些書，也才似有所悟，她們遇上的「麻煩」「可能」是什麼。

但，也就像是女人的心事一般，僅止於猜想、僅止於可能，那其中種種切膚的真實，全都落在了難言之隱，多半只聞一聲長長的嘆息。

女人究竟有多「麻煩」，可能絕大部分的女人自己也都說不清楚；而且，一旦遇上了，發現不那麼對勁了，往往也都已經不會只是個小小的「麻煩」——實際上，它們多半已從小小的「麻煩」，被隱忍到變成了大「麻煩」。

因為家世背景，大學畢業前，我也曾考過中醫特考（已取得檢定及格）。中醫特考需要加考兩門「選科」。一些考場老手們都會建議：「別多想了，就婦科和傷科，這兩科最容易取分。」

這就是台灣現在中醫「婦科」泰半的形狀——一大片如此這般「特考及格」的中醫，棲息在大片附帶「主治婦科」項目的大小診所。

有沒有夠好的中醫？有沒有夠認真上進的醫生？當然有。但女人真要找個「對路」的婦科，也真只有依賴女人的口耳相傳，那些夾雜在茶餘飯後，適巧引起的隱微的話題之中。

女人知道，一個對路的醫生有多麼重要；但女人也都知道，這也實在需要太多的運氣。

初見田原，除了自信之外，我還極驚訝於她那紅潤光鮮的顏色，白裡透紅，膚質膚色尤勝一般年輕女子。

她遞給我了這本書，當見面禮，我連夜搶讀，不忍釋卷。

再見田原，她撩起褲管，給我看她左腿上的一個灸痕，在膝下足三里。我因此明白了她臉上那層光澤的由來——投身而為一個中醫文化傳播人，她遍訪中醫大家，她也以身試「法」，得到檢驗，並且身體力行；那一層白裡透紅，正是她長久實踐的結果。

這本書，就是出自於她這樣求實的態度、這樣尋訪的歷程，以及她身為一個女性的心情，前後懷育兩年所誕生的。

捧在手裡、讀在心上，這是一本有溫度的女人書……。

溫度，來自採訪者田原，這麼一位渴望認識自己身體、渴望對所有女性給予關照和助益的女人，溫暖體己而熨貼的心。

溫度，也來自王氏女科，一個世世代代心繫女科、療癒女性，如此傳承了八百年，研究並解救無數婦科難題的中醫世家，孜孜不倦、千錘百鍊。

翻閱這本《子宮好，女人才好》，彷彿親見一位比女人還更懂女人的醫者，你大可赤裸而推心置腹地，就你的身體與他進行隱密的對話，而周身也就被這層層的溫暖包圍著、擁抱著。

這也是我所讀過最容易理解、也最透徹入「裡」的一本女人保健書——足夠女人在這裡照見自己的生理、照見自己的心思、照見自己的隱患，從而找到「對路」的法則，找見「知己」——他們也的確是專家。

全書超過五十個篇章，只要能在其中領會一句知己的話，受益了，那便是女人一生的受用。為自己「多事」的「女兒身」，為早日「脫胎換骨」，請開始展讀吧！

《子宮好，女人才好》策劃人　詹德茂

自序

在東北，有一個帶有巫性色彩的詞，叫「出馬」，很多地方有這樣的人，就是說她（他）因為某種原因，一下子就有了算命看病的能力，可以給人治病了，很多人深信並且依賴這些「出馬」的人。

老家一個三十八歲的遠房女親，就是「出馬」的一員。她從農村出來，基本不識字。我問她這樣一個問題：在她給人算卦的過程中，人們最想求得什麼？她告訴我說，雖然求什麼的都有，但多數人是因為身體不健康來尋求幫助，其中又以女性居多。也就是說，在面對生活的艱辛，面對身體的困惑時，女人們更願意相信自己得了「外病」，相信算卦。

也經常和三、四個女友聊天，難免聊到美麗、男人與婚姻的話題，女友們經常問我，什麼樣的女人是最好的女人，能把男人的心牢牢守住？女人這輩子要怎麼個活法？我也難以給出完美的答案。

早在二〇〇七年，我曾與婦科名家柴嵩岩教授探討關於女人的問題，寫作了《現在女人那些事兒》。柴老六十幾年的中醫生涯，治療過上百萬女性，並為她們解決了不同程度的問題，帶來福音。談到現代女性的身心問題，她堅持認為：飲食習慣的改變，喜歡吃冷、辣食物，從家庭走向職場，和男人一樣稱雄……，這些都是眾多女性疾病發生的根源。而在更早之前，我採訪了京城四大名醫肖龍友先生的孫女，中醫婦科專家肖承悰教授，她也感慨現代女性殫精竭慮，壓力過大，是婦科病種不斷增加、女性更年期早到的主要原因……。

這些應該是基本的答案了，然而，似乎還不能夠完全解答女人生命與疾病的全部問題。女人，女人的身體，女人的幸福，還有更隱密的答案嗎？

二〇〇九年四月分，在山西我們尋訪到道虎壁（道虎壁村，位於山西平遙縣西部）王氏女科第二十八代傳人。

這是一個以「團隊」治療婦科疾病而聞名當地的中醫世家，自第一代創立後，已行醫八百餘年；其間第八代傳人與明末清初女科大醫傅山（傅青主）先生來往密切，後代傳人又秉承了傅青主女科的精華，對《傅青主女科》頗有見解，且融合自家經驗，使醫術更為上乘；專治婦女胎前產後、崩漏帶下、月經不調、久婚不孕等病症。在晉中地區，只要一說去「道虎壁」看病，幾乎人人都知道是去看王氏女科，就像一提杏花村，人們自然想到了汾酒一樣。

採訪王氏女科，他們從頭到尾一直說著這樣一句話：「有個好子宮，才能做一個好女人。」毫無疑問，女人的所有祕密來自子宮，女人是一個以子宮為內核的「性命」之體。

這一次採訪，讓我感到收穫頗深，意義重大。

一週的時間裡，我們奔波輾轉於古城平遙與介休之間，全部時間用於探討、交流。王氏女科第二十八代傳人的兄弟四人，分別在這兩個城市裡出診。這兄弟四人在山西有一個很好的外號：「王三副」——基本上三副中藥解決常見問題。

這兄弟四人讓我們難忘：大哥沉著冷靜，坐在自己的診室裡，穩如泰山，女人病到了他這裡就無處逃遁，好似錦囊妙計在身，奪關斬將出奇兵。

老四勤奮，中西醫學的明鑑不敢不學，是一個仁愛也博學的中醫人。

老二帶著一身濃濃的草藥芳香，不言其他，但只要談到草藥，自有一番得意表情，辨識本草，加工炮製，假冒偽劣絕不過關。

尤其老三王華，在中醫女科的天地裡走得太遠，對於生命的前期，他思考了太多別人不曾思考的角度。所以，生不了孩子的女人們願意找他看病，因為有保障；更因為他總能安靜地聽她們哭訴，他說她們都是自己懵懂的姊妹，所以也跟著流淚。

還有王浩，老大王楷明之子，這位二十九歲、從小在父親身邊跟診、熱愛中醫，後畢業於中醫學院的年輕後輩，已經是山西省中西醫結合醫院的出診醫師，同樣身懷診治青春期女性痛經，以及功能性子宮出血的獨家絕學……。

採訪很辛苦，包括每天吃麵食，我們還不太習慣，兄弟幾個卻是每頓必吃，無麵不下箸；對麵食的執著，一如對待他們酷愛的中醫藥，超越了功能需求，而具有了精神性……。

回到北京後，我又持續電話採訪，跟蹤病例近兩年的時間，最終我將訪談和隨診錄音細細整理，加之隨機記錄的心得與感悟，做為這本書的藍本，針對當下女性諸多生理疾病與心理困惑，嘗試給出較為全面、具體的解答，並提供切實可行的科學方法。

最後，還有一句話送給全天下和我一樣有著女兒身的姊妹們：「女人所有的美麗都來自於我們身體深處的子宮。」——讓我們更加珍惜子宮，不離不棄，慢慢領會屬於我們的「身命」——我們生命的真正價值所在。

田原

引子　我們女人家的事……

在大海面前，人為什麼特別容易有所思、特別容易感動、特別容易激動？

生物學家給了一個答案：那像是孩子又回到了母親的子宮，因為人類也如同其他許多生命，都是從大海深處演化上岸的。

大海是變化多端的，子宮也是。

大海是孕育生命的，女人就是。

大海是陰晴不定的，她能載舟、也能覆舟——是的，子宮也就是；而這海上的「舟」，往往就是女人自己。

你的身體，只有你自己最清楚；然而，女人，你清楚了嗎？

你曾盡責地求學、盡責地求職、盡責地成為一位家庭主婦、盡責地要自己處處求上進，甚至你也可能已經盡責地成為一個母親、盡責地給了孩子該有的以及能有的撫育……；但是，你可曾盡責地成為你身體的「知音」，傾聽她、呵護她，感受她真實的底蘊，然後盡責地撫育她？

還是，你都把這些「我們女人家的事」，理所當然地都託付給了醫生？

把身體還給身體吧，因為你的身體本來就比醫生更為高明，也遠比醫藥所能探究的更為精緻，也更細膩。

把知音的任務還給自己吧，因為也唯有如此你才能真正的找回自己——找回那片生機無限，渴望著被歡呼、被感動、被擁抱的大海！
你的身體渴望的，除了你，還能有誰？

目錄

上篇　以血換來一生的女人花

在北方，當女兒初經來潮，媽媽都會以非常神聖的心情，來告訴女兒：
「女兒呀，『寶』來啦！我們家閨女長成啦！」
寶！是的，女兒的經水就是寶，女人的血就是寶！
此後，血將在女兒的生命中扮演著無任何可取代、無任何可比擬的角色，
陪伴她走過百轉千迴的一生，一如她這般活過來的母親。
女人的美麗、女人的幸福、女人的力量、女人的光輝、
女人的愛與被愛、女人的萬種風情，從此全憑這股紅色的流動支撐。
女兒將因為這紅色的潮汐而強大，也將因為這潮汐而柔弱，
並且仰賴她發光發熱，長成另一位母親——「寶」，
因此注定要成為她這一生再也離不開的字眼，成為她畢生的依戀，或者懸念。
女人，本是一朵花。
血，就是這般無上的至寶，這般流動不止的、陰晴盈虧的女人花宿命。

第一章 女人該有的自知之明

田原筆記

我身邊有這樣一個女人，三十多歲的年紀，看上去清瘦、疲憊。她也曾經美麗，風情萬種，有一個幸福的家庭和英俊敦厚的丈夫，但這一切，都在她被診斷為子宮內膜異位症後分崩離析。因為疼痛和大量出血，她和丈夫的夫妻生活陷入尷尬境地；又因為併發了輸卵管堵塞，造成不孕。

在我們身邊還有很多這樣的女性，患有月經病、子宮疾病、乳腺疾病和不孕症等婦科病，獨自隱忍著不時襲來的乾、癢、疼痛。

如果我們做一番女性病的調查，或者你走進任何一家醫院的婦科門診，資料和景象一定會令你震驚。太多的疾病糾纏在女人身上，還有那些明眸後面的恐懼。婦科病逐年高發，已經無法迴避。在治療方面，現代醫學又常常顯得力不從心，尤其在面對一些子宮疾病時，在激素治療無效的情況之下，往往只能一刀了之。而這對女人一生的影響，卻遠遠沒有結束……。

王氏女科

現在最大的問題，不是這個社會不關心女人，而是女人根本不知道關心自己！因為不懂「女人」這個生命是什麼樣的，關愛有時候成了傷害。與男性不同的是，現實社會顯然忽略了女人屬「陰」這個關鍵字。

自古就有一句話：「天下唯女子與小人難養也！」女性看到這句話心裡會不舒服。孔子說女人難養，不管他是從哪個角度去理解的，至少從我們做為女科大夫的角度來說，有一定的道理。**說女人「難養」，並不是貶義，而是說女人的生命太過細緻，是她的生理與生命特質所決定的。**

女人是什麼？哲學家周國平的話說得精采：「女人並不尋求，因為她從不離開家園，她就是生命、土地、花、草、河流、炊煙。」沒有人敢說養護土地是一件容易的事情，更沒有誰敢說已把土地給研究明白了。因為承載萬物的大地太厚重、太繁複，充滿了無限可能。所有生命，都仰賴土地才能得以出現、生存。

而且土地有大性情，你對她好，她就會用肥沃、多產和風和日麗報答你；你如果只會向她索取，用各種現代化機器，快速和盡情壓榨她的精力，為人類產出養命的糧食，她就會慢慢發生變化，甚至翻天覆地。

這和女人對自己所愛的人、所愛的生活的態度，不是一樣的嗎？所以，一個好農民，終生的精力都在研究大地、敬畏大地，跟大地學習生命究竟是怎麼回事。那些七、八十歲，甚或連大字都不識的農民，你跟他聊天，他能天文、地理、人倫跟你聊個沒完，而且面對他時，你會覺得自己的知識真是貧瘠、淺薄呀。並非他是高人，而是因為他比你更接近土地。

遺憾的是，現在會養土地的農民太少了，就像是現在懂女人的人，也太少了一樣。

女人啊，不懂得珍惜自己，真讓我們心痛。

什麼樣的生活可以「養護」女人？現代人養顏、整容術五花八門，其實不見得比古代人明白。從我們家傳承來說，想要了解女人病，做個合格的女科醫生，光看病不行，必須先了解何為女人。

何為女人？這是一個本質的問題。以我們的家傳，加上傅山先生女科治療的經驗，我們認為：不管是女人自身，還是婦科大夫，最重要的一件事，就是要將女人看作是「女」人，突出一個「女」字。

女，是對男的呼應。男人是種子、是風箏、是山、是樹；男人能播種子，女人能生娃娃，這是天地間對性別特點的基本判斷。生娃娃從最早的象徵來講，就像大地長出莊稼一樣，是天經地義、自然而然的事，這種母性才是女人的根本屬性，由此生發出她一系列的觀念和行為，這是女人的本能。

所以，自古人們就把女人比喻為土地，也把大地比喻為母親，都歸根於一個「生」字，一個創造新生命的天性。生下來，還要養育，於是母性的情懷慢慢環繞而來：慈愛、包容、涵養、耐心——**女人是水做的，而這一切都取決於女人身體裡面的「血」；所以女人也被稱為「紅顏」**。不同於男人，男人連結的是「氣」。中醫經常講「精血」，一個在事業上殫精竭慮的女人必定耗精辱血，沒有「血」的這個物質基礎，她會像男人一樣暴躁。

女人病了，在臨床上，從古到今基本上是四個方面。

經、帶、胎、產——**這是女人一輩子的問題，幾乎都出現在子宮上**。要強調的是，**我們中醫所說的「子宮」，和現代醫學所說的不完全相同**；現代醫學說的「子宮」，只是解剖學上說的一個器官，**中醫看人是一整體的，子宮的功能是由許多臟器配合、協調來實現的，相當於現代醫學所說的女性生殖系統，包括了子宮、卵巢和輸卵管……等一系列器官**。子宮的老名字叫「女子胞」、「胞宮」，是子女的宮房，呵護胎兒，讓他安全成長，再出生。

判斷女人的健康，子宮好不好就是終極指標。說白了，**子宮好，女人才好**。

為什麼把子宮說得那麼重要呢？這就和前面說到的女人本質有關。女人，大自然為她設置的根本使命，就是生育。從這個角度來看女人，她很簡單，就是一個以子宮為內核的生命體。

子宮，就像一個重兵把守的祕密基地，藏在女人的身體深處，接受著身體供奉的精華，用「經帶胎產」的語言傳達出相應的訊息。

如果臟腑和經絡的氣血充足、運行通暢，達到一個和諧的狀態，子宮的變化便有平穩的週期性，一步一步跟著月亮走：滿月的時候排卵，月虧的時候，即月殘或新月的幾天月經來潮，有條不紊。所以，女人身體的問題，都和生育脫不了關係。**這個子宮，是生命的宇宙，不只繁衍子實，還養女人自身**。

《西遊記》有一回講到一個金光寺，寺頂供奉有舍利子，白日裡祥雲縈繞，夜裡霞光萬丈。**子宮也像人體這座高塔托起的一粒明珠**，如果它的鄰家——五臟六腑和經絡出了問題，高塔的底座就會傾斜，子宮這粒明珠就岌岌可危了。

月經、白帶、胎兒、生育能力，都是子宮狀況的直接表現，一些蛛絲馬跡還可以從面相上看出來；女孩子好看不好看，和子宮遙相呼應，子宮不健康的女人就沒有如花的容顏，無論怎樣化妝，都沒有自然的美麗。

1 莫輕易捨棄你的子宮

田原筆記

子宮，它靜默地生長在女人身體的深處。然而，正是這深陷所在，上蒼設計的祕密「生命基地」，使得女人無法認識自己；因為，她追根溯源，卻看不到它。

張愛玲在小說《色．戒》中，曾提到這麼一段話：「到男人心裡去的路，通過胃。」是說男人好吃，碰上會做菜款待他們的女人，容易上鉤。於是就有人說：「到女人心裡的路，通過陰道。」這是文學情感上的理解，而這樣的理解在現實生活中並不鮮見。如果我們換一個角度，從中醫的角度，我們還會了解到：女人陰道背後的子宮，它以我們尚不知道的方式連接在女人的心脈上，溝通全身，構建了這個自然界中最為美麗的花朵。

遺憾的是，我們看到了一個統計資料：在我們這裡，三十歲以上的女性，每年有四分之一的人患上子宮疾病，每年有超過一百萬個子宮被切除。子宮切除手術，已經成為了醫療手段中「約定俗成的慣例」……。

王氏女科

其實古老的中醫學，早早就包括了心理學。具體來說，中醫是身心醫學，強調天人合一、身心合一。在兩性關係中，女人和男人的重心各不相同；就是說，有了兩性關係的女人，更容易全身心投入，而男人則由於得到而釋然。當然，這是指一般規律。

那麼，女人的子宮是怎樣連接在女人心脈上的？這需要我們慢慢來理解。

我們說子宮，就像莊稼地一樣，那地好不好，能不能種出子實來，要看它的能量，它的背後有一個龐大的運作團隊。

古時候有一個習俗，元宵節都要放天燈，也就是「孔明燈」。這種燈做起來也很簡單，先用竹篾紮一個支架，再用紙糊上，封成一個上下通透的燈罩。然後在底部安支架，放煤油燈，點燃。火焰燃燒後，產生的熱空氣使燈罩膨脹，燈罩就能慢慢地飄起來。後來西方人發明的熱氣球也是這個道理。但是，一旦火焰熄滅，這盞燈就癟了，沒有動力了，就要掉落下來。

人體內的腎陽之火，就相當於這天燈底部的火焰。它不單單有溫煦的作用，它「燃燒」後的熱氣，就是人體的氣機，是一種能量。這種能量為五臟六腑、氣血脈絡，甚至肌肉、骨骼提供活力與動力。簡單來說，就是人體的陽氣。現在呢，陽氣不足的人群逐年在增加，其中包括不孕、不育、停育的群體，每年在增加。這個很危險。

那麼，子宮的能量來源於哪裡？七個字：沖、任、督、帶，先、後天。

「沖為血海」、「任主胞胎」；「主」就是主持、主管。沖脈、任脈和督脈「一源三歧」接通胞宮，維繫著胞胎；經脈的背後是兩大源泉：腎臟和脾臟——腎臟是先天之本，父母送給你的「煤氣罐」，一生下來就可以直接「點燃」啟用；脾臟是後天之本，要通過消化食物來獲得營養。女人懷孕以後，後天之本能不能正常地工作，發揮最好的功能，才是最關鍵的。

所以說，停育和流產，往往是因為母體的陽氣不充足；陽氣不足，整個人的溫度就差，溫煦功能就差。應該說，一旦子宮出現了問題，就標誌著整體健康出了問題，是子宮的供源不足，或者不暢導致的。子宮有時只是個警報器，表明身體的整體環境出了問題，切掉子宮相當於摘掉警鈴，不僅無法解決根本問題，還會掩蓋其他重大問題。還有乳房，它和子宮是一個系統裡的，現在高發的乳腺囊腫和肌瘤，都應該和子宮同步調治，而不是切除。

2 女人的七年定律與肝腎定律

田原筆記

我們在解剖繪圖上看到的子宮，有著粉色的身體，雙臂攬著卵巢，腰身玲瓏，像一個小人兒。

女人的卵子，天賦的生命庫存，在出生時就充實在巢中，接近兩百萬個卵泡，到十四歲左右的青春期時，餘下大約三十萬個。月經初潮開始後，一顆顆卵子相繼成熟，每個月有一顆光榮出閣。

女人的一生，沒有意外的話，將輸出四百到五百顆卵子。

王氏女科

簡單說，這四百到五百顆卵子的出閣，會帶來女人的月經。**調整好女人的月經，讓月經正常，持久一些，對於女人的健康與長壽非常重要**。當然，這只是其中一個重要的指標。

女人要想生一個健康的娃娃，子宮壁是播種的土壤，種子和土壤都很重要；這兩種狀況不是一成不變的。**在女人的一生中，有「七年」定律和「肝腎」定律在支配生育力的興衰。**

「七年」定律，是說女人的身體狀況以七年為週期發生變化，每七年有一個主色調，就像蛇的定期蛻皮一樣，女人的一生有著次第開放的美。

「肝腎」定律，是從五臟的主次地位來說的：**少女階段以腎為主，這是腎氣最足、促進全身發育的時候；中年是以肝為主；等到年紀大了，停經了，脾臟挑起了重擔，同時腎臟也在兼任一些重要工作。**

在不同的年齡段，女人的問題要考慮相應的主力臟器。

腎是個先天的東西，人一生下來，腎水有多少，就決定你活多長時間。

在七歲以前，女孩子的子宮等生殖系統還沒有開始發育，腎水化生的腎氣還不充盛，這時候的疾病主要是脾胃病，疳積啊、寄生蟲啊、感冒發燒什麼的，不會出現婦科方面的問題。

七歲以後，女孩子的乳牙換成了恆齒，黃毛丫頭的黃瘦樣子沒了，頭髮變得烏黑柔順，長得亮麗了。在這背後，是腎氣初盛，天癸萌動，卵巢開始發育，為卵子的成熟鋪路。

十歲左右，乳房開始發育。**這時候，肝腎的功能還沒有充分發揮，千萬別急著給孩子上營養品、進補，這反而會揠苗助長**；要讓孩子吃得清淡有營養，葷素搭配，別偏食。

到了青春期，十四、五歲左右，腎氣充盛了，天癸也充足了，氣血打通了沖任二脈，卵巢完工，子宮的土壤也培好了；卵泡逐漸發育成熟，成為卵子排出，女孩子就開始來月經。這是一個很重要的標誌，說明她的潛力要在全身爆發了，最明顯的就是飯量大長，蹭蹭地拔高，這才是食補的最好時機。

現在的女孩子，十一、二歲月經就來了，原因就是營養太好，接觸到激素的機會多，早熟，這是一個問題。再一個反面問題，就是卵巢發育不良，還有月經失調。在這個時期，治療首先要考慮腎臟，而不是之前的脾胃了。

二十一歲開始，再一個七年，是女人一生中最水靈的時候；發育相對成熟，月經和排卵形成一個穩定的週期。這個時候的女孩子，臉色白裡透紅，整個透著氣血充盈的紅潤，嬌豔欲滴，如熟透了的草莓。以前的女人早結婚，生育了，事務就多了，需要看孩子、管孩子，還要操持家務。這個時候，就很考驗肝血是否充足。很多女人在生育後，臉色微黃，出現了「黃臉婆」的樣子，其實就是肝血不足之象。因為肝是「將軍之官」、「謀慮出焉」，中醫說這個謀慮是從肝臟來的，有事了，這個肝就開始工作了。

女人肝血不足可以表現在很多方面，很多女人生育後，感覺不舒服、煩躁、抑鬱，臨床上有一個病名：**產後憂鬱症**。這個時候就需要調整肝血、養心神，都會獲得一個很好的療效。**一些所謂的憂鬱，多不是真正的憂鬱症**。

二十八歲到三十五歲，是女人身體一生的高潮，氣血最為旺盛，生機勃發，生育力最強，可以說種子和土壤都進入了空前的繁榮期，是最女人的時候。這時候出現的婦科問題，大多以情緒不好為誘因，這也是肝主管的一面。肝氣不調，及時用一點〔逍遙丸〕，疏通鬱悶的氣機就好了。**女人結婚生育之後，就應該從肝上找問題了。**

過了三十五歲，女人進入中年，氣血開始有衰少的跡象，容易出現一些假性的心臟病；一方面還是肝氣不調，另一方面是因為虛，氣血不足了。管孩子念書升學、操持家務，加之工作，太過耗費心血，肝裡邊藏的血不夠用了。我們在這方面的臨床治療上是有深刻體會的，還是重在調肝，稍加養血補肝。

但是話說回來，**十二、三歲以前，沒來月經的小姑娘，別用〈逍遙丸〉，小姑娘一般不用調肝**。

年紀再大，**到五、六十歲停經後，就要開始注意脾臟，兼顧腎臟了**。這時候的子宮，像土地進入了冬天，正式進入了休耕期，沉寂了，卵子也不再發育，女人失去了生育力。腎主生命，年紀大了，腎臟的能量肯定匱乏了，大半輩子下來，腎水、腎精都耗費得差不多了。

一個脾、一個腎，這時以脾腎兩虧為主，氣血要閉藏，省著用了。適當的吃點活血化瘀的藥，吃點補腎的藥，比如〈六味地黃丸〉、〈金匱腎氣丸〉；當然，一定要在醫師的診斷下，先辨體徵，**陰虛用〈六味地黃丸〉，陽虛用〈金匱腎氣丸〉**。

在臨床上，這個年紀的很多病，包括心臟病，也要從腎上來管了，〈真武湯〉壯腎中陽，心衰和腎衰的病人，都能用到。

真武湯（傳統方劑，僅供參考，請務必尋求合格中醫處方）	
出處	《傷寒論》
方藥	茯苓、芍藥、白朮、生薑、附子（炮去皮，一枚，破八片）。

主治	脾腎陽虛，水氣內停證。
症狀	小便不利，四肢沉重疼痛，腹痛下痢，或肢體浮腫，苔白不渴，脈沉；太陽病發汗過多，陽虛水泛。汗出不解，其人仍發熱，心下悸，頭眩，身瞤動，振振欲擗地。

3 十個女人，九個欠逍遙

田原筆記

幾乎每一個女人，一生當中，最懼怕的就是走進婦科診療室，但是，又幾乎每個女人都要與婦科疾病打交道，愈想逃避的，愈走近。因為我們不了解自己的身體，**身為女人，我們只知道容顏的外在美麗，而不深知這些美麗或者枯萎，來自哪裡？**還有那些被病痛長久糾纏的女孩子，身上的病纏綿難癒，癢、痛、乾、出血；有些甚至無法逆轉，子宮頸癌、乳腺癌……。

身為女人，我們常常要自問：這一路走來，真是有些辛苦，有的女人身體總是出現這樣那樣的問題，有的女人河東獅吼，誓與男人一爭高下。對於女人，到底什麼是良藥？什麼是陷阱？而對這些問題，女人，需要的其實不是一雙自由高飛的翅膀，而是一份對女兒身的最本質的關懷。

王氏女科

女人所有的美麗都深藏在子宮裡。而子宮對女人來說，既是福地，又是禍地。生命在這裡孕育、誕生；同時，禍患也從此衍生。

那麼，哪些女人已經不健康了呢？大發脾氣，情緒喜怒無常或者憂傷、抑鬱等等，其實這些都是不健康的蛛絲馬跡。反過來說，女人身體的健康和子宮息息相關——其實就在於子宮；**子宮健康了，女人各方面就都到位了。而女人，想了解自己並不難，這個關鍵點，就是子宮**。它給出的訊息，可以從很多方面解讀出來。

首先是面相。中醫講面相，在臨床上，每個人來了，我們都會先看看她的形象，從氣血和神情舉止中，有時就能直接判斷出這個女人的子宮情況。比如說失血過重的，包括休息不好的，面色白，這是大的氣血方面的問題。

卵巢發育得不好，也能看出來。比如今天進來三個女孩子，一個很瘦弱，瘦高；再一個是面無光華，面色萎黃；再一個汗毛像男人一樣，很重；這類人呀，就是有生育問題了，不是月經不正常，就是幾個月不來，甚至一來半個月、四十天都完不了。

一般來說，**汗毛重又肥胖的女孩中，九十%生育有問題，這樣的女孩，子宮的附屬器官發育得一定不太好**。再看舌苔，如果面色和舌苔一致的話，那麼這個人在成長的過程當中，包括脾胃的功能，也相當不好。再一個，這種女人有特殊的性格，比較傲氣，脾氣特別大，或者是脾氣不大但就愛哭，喜怒無常。

這些就是寫在臉上的「健康晴雨表」。女孩子每天在洗漱、洗澡時，抽出一刻鐘、兩刻鐘照一照鏡子，打量打量自己，觀察觀察：面色透不透亮？發黃了？發紅了？還是發暗了？臉上看著結實不結實？有沒有長斑、長點的趨勢？嘴唇有沒有血色？頭髮有沒有光澤，近來是不是脫落得厲害？……依次下來，還有腰身的胖瘦，月經白帶的週期，是否出現行經腹痛等等。留意自己身體的細微變化，才能在第一時間捕捉到調整的最佳時機，將問題消滅在萌芽狀態。

再一個，**我們看病先說脾氣**。為什麼先看脾氣？因為**性格不好的病人，吃什麼藥都不太管用！**所以說，觀察自己，不僅僅是表面工夫，還要內察，坦然地、客觀地來面對自己的性情和情緒波動。

為什麼這麼強調情緒呢？……「七情傷人」啊！

實際上，囊腫也好，子宮內膜異位也好，包括子宮肌瘤，都是生氣、勞累、飲食不注意造成的結果。**特別是生氣，這種負面情緒的積累，是很多疾病的罪魁禍首**；而且，這種生氣容易變成習慣，所謂**「動不動就發脾氣」**，**有時候這已經不是個人性格的問題，而是身體裡臟腑氣血失衡**

了，血不斂氣導致愛發脾氣，放不下，覺得事事不順心。注意了，這是一顆定時炸彈！**只要有這顆炸彈在，補脾、補腎的藥都發揮不了作用，因為這「生」起來的「氣」，會像風吹蠟燭，把藥力「吹」得東倒西歪。**

大多數時候，這樣的女孩子也知道自己性格不好，小心眼、愛比較、愛無理取鬧，生過氣後又懊悔，卻總是控制不了自己，改變不了天性。怎麼辦呢？**身體有一個通往「情志世界」的入口——肝。**

女人經帶胎產的毛病，都離不開肝脾腎的平衡，這是根本。但著手時必須先用三兩副藥調肝，等肝氣平和下來再用藥，就到位了——女孩子，我們給你一個常規的辦法，平時感覺到狀態不好了，都可以喝點〔逍遙散〕，或者〔加味逍遙散〕。當然，**這裡說的不包括沒有發育的女孩子。**

不管是婦科疾病的問題，還是長斑的問題，通比補要來得重要。要我們說，**還是要舒肝氣，**還是要吃〔逍遙散〕。〔逍遙散〕這味藥，既不乾燥又不熱，主要是和解，調節整個人體裡的陰陽、氣血平衡，和平解決問題。套句先輩留下來的話，就是「**十女九逍遙**」。

吃下〔逍遙散〕，她情緒不急躁了，且子宮裡面的血液循環也會增強。說來，這〔逍遙散〕不僅防治很多女人病，也是美容的法寶。**肝藏血，肝又主氣機的升發，把它安撫得妥妥貼貼，身體裡的血液，生、化、運行自然順暢。**正如朱丹溪所說：「氣血沖和，百病不生，一有怫郁，諸病生焉。」就是說**氣血調和的人，什麼病都找不上**；但是，一旦肝氣鬱結，就什麼病都來了。所以，**不必總是擔心疾病會找上自己，保持快樂，努力尋找快樂，是預防疾病的最好方法。**

還有一個要自己分析的，就是子宮的經歷：生了幾個孩子，或者是流產過幾次。還有子宮內膜的一些情況：是不是得過盆腔炎、輸卵管堵塞、卵巢囊腫、盆腔積液（積水）、子宮內膜異位或巧克力囊腫？經歷過這些以後，現在月經和白帶的表現正常還是異常？這些都要結合起來，才能對自己的子宮狀況有所了解。

現代人對於子宮的認識，大多停留在物質層面，導致今天很多女孩子，在面對子宮疾病或其他婦科疾病時，第一反應就是繳械投降，要麼消炎，要麼割掉。俗話說「種豆得豆，種瓜得瓜」，沒有一種病是沒來由的，除了外傷，也沒有什麼所謂「突如其來」的大病。**查出得病的時候，首先要對身體有自信，**自己積極調整，掌握一些婦科知識，讀懂子宮發出的信號，才能更主動的恢復。

逍遙散系列方劑（傳統方劑，僅供參考，請務必尋求合格中醫處方）	
逍遙散	柴胡、當歸、白芍、白朮、茯苓、甘草。
加味逍遙散	逍遙散加生薑、薄荷。
八味逍遙散	逍遙散加丹皮、梔子。
《湯頭歌訣》	逍遙散用當歸芍，柴苓朮草加姜（薑）薄；散鬱除蒸功最奇，調經八味丹梔著。

4 二十八天的美麗旅程

田原筆記

最早察覺生命週期性的那個人，應該是一個女人，因為她的身體，已經用一些特有的現象，告訴了她一個又一個二十八天的週期，生命像斗轉星移一樣地迴轉，與月亮的盈虧同步。

在這接續的迴轉旅程中，生命不知不覺地從年幼，走向年邁。

然而，當女孩子第一次走上這旅程時，她有著迷茫的不安；安然接受成為女人後，也鮮有人能細細體會到這二十八天中每一天的風景。

王氏女科

一般來說，女孩子的生理週期是二十八到三十天；計算起來，就是相鄰兩次月經第一日的時間距離，和農曆月的長短差不多。極個別的人會出現季經，甚至年經。雖然週期是季度、年度，但只要遵循一個穩定的週期，就不會有大問題。

女人的健康在子宮，子宮的健康與否，就在於它能不能形成一個穩定的週期，並嚴格按照這個週期來變化；這個變化，就是「變動」而「化生」。

子宮，這個用來養育胎兒的空間，它的表面有一層黏膜——子宮內膜，是「種植」胎兒的土壤；受精卵在這片土壤上先扎個根，漸漸生長出一根臍帶，胎兒就在臍帶另一端的胎盤中，一天天長大。如果沒有等到受精卵，這片土壤會推陳出新，重新培土，為下一個生育季做準備。這個週期，像一個濃縮的四季，這春夏秋冬順利交接，女人的身體才會生態和諧。

我們就以二十八天的週期為準，仔細看看這個過程。

每當子宮內膜脫落，月經來潮，就啟動了這二十八天的旅程。開頭的一到四天，子宮把上一個週期所累積的雜物、廢料通通排泄出去；這相當於一年四季中的開春時節，好像農民為了迎接春天的耕種，開始鬆土，從田地中清理雜物，並開溝引渠，把陳腐的東西沖走，同時灌溉土地。

經血先是暗紅，慢慢轉成鮮紅，細細沖洗著子宮，會帶來一些不適，有的人感覺容易疲憊、腰腿發痠，這是常見的，因為氣血在這裡湧動，總會有些起伏。有的人出現痛經，這說明經血的生成和行走發生了障礙，要引起注意了。

女孩子在經期要注意休息，保證充分的睡眠。老一輩人都會教小姑娘說，這個時候不能吃生冷、辣的東西，現在的小姑娘不太在意，其實老人的話是很有道理的：**氣血都忙著支援子宮裡的大運動，脾胃的消化能力比較差，吃了生的、冷的東西，脾胃還得先花一番力氣把它弄熱、弄熟，負擔很重**。

月經到了尾聲時，當最後的一點雜質清乾淨，子宮就換上了嬌嫩的「新土」，小宇宙平靜下來，就像進入了陽春三月，開始了新一輪的培土，這會持續一週的時間，也就是二十八天裡的第五到十三天。因為雜物清除乾淨了，身體輕裝上陣，女孩子在這段時間心情愉悅，臉色白淨許多，精神狀態好了、吃東西香了、睡覺也實了，不容易發脾氣。

培土的工作是一種積累，是比較輕鬆快樂的，就像人們更喜歡獲得東西，而不是捨去東西。這個時期，整個身體都充滿了希望的生機。

新土的積累達到頂峰時，子宮就迎來了高潮，這是二十八天裡的第十四到十五天，土地最肥沃的時候，胎兒的家園已經準備好了。**白帶開始增多，這時的白帶很清亮，有點像蛋清，可以拉出長長的絲來，不只這些外形特點像，它們的功能也相仿：保護、營養卵子**。白帶先行把道路鋪好，卵巢中就排出了一顆成熟的卵子，有時甚至是兩顆，輸卵管的抓手把卵子捧回來，放置在輸卵管壺腹部，這裡比較寬敞，精子進來和卵子結合，再往子宮去扎根。如果卵子沒有遇到精子，就會隨著白帶排出體外。

排卵，是女人身體的一個盛典，全身心資源都來投入其中；男女的情感在這個時期比較濃烈。卵子排出後，全身的溫度快速提高，營造出一個氣血活潑的溫室。古人把這個時期稱為「氤氳之時」，一個雲煙瀰漫的時刻，和「混沌開天地」的太初聯繫起來；子宮這時儼然一個宇宙，受精卵在這裡成長為胎兒。西醫用體溫來監測排卵期，排卵後第二天，女生的體溫會比平時升高約攝氏〇・六度，這是一個很實用的方法，可以幫助準備要生孩子的夫妻把握時機。

如果卵子沒有受精，子宮的土壤沒有用上，就要慢慢代謝出去，這是二十八天裡的第十五到二十八天，旅程進入了秋天。身體的熱度一直沒有消退，是為了順利開始新一輪的清掃工作，把不需要的養分和廢料收集起來。大地的秋天是一派蕭瑟的。這個時候，很多女孩子會感覺到做事情興致不高，不太愛動彈，這和身體的氣息是一致的。

等秋冬走到盡頭，月經便再次來潮，旅程週而復始。

5 脾腎肝，女人身體裡面的「鐵三角」

田原筆記

在山東的一座小城，我看見過一個女孩，讓我至今難忘。她不化妝，不美豔，但是那份天然的、桃花一般的面容真的是美侖美奐。看到她，你會覺得她是鄉間的一朵小花，盛開在田間溪畔，和自然渾然天成，美不勝收。後來我知道，這個女孩的父親是一個民間中醫人，並且有著自己獨特的醫術，在中藥和傳統文化的調理下，女孩呈現出了這份讓人難忘的美。

在都市，也許在不經意間，你也可能遇見這樣的女人，她或者健談，或者話不多，可能爽朗俐落，可能心細如髮，但她也有這樣的美麗，一種與衣裳和裝扮無關的美，似乎在自說自話地演繹著自然美的故事；這美，是蒸騰著生機的，感染了周圍的人和物。

於是，她帶給你一種莫名的吸引力。這種神祕的吸引力，來自於女人身上起伏的力量，她們，做為生命的載體，肥沃、包容、多彩、潤澤……像一條大河，流淌著充沛的情意，積蓄著無盡的可能性。

然而，在現代生活中，這原生的、熱烈的美，被愈來愈多的化妝品、衣裳和首飾，以及不惜代價的整容、整型給淹沒了。在這些時尚潮流的背後，是女人們急於遮掩的粗糙毛孔、魚尾紋、黃褐斑、晦暗氣色……。然而，當褪去濃妝，回到一個人隱蔽的角落，女人，你還有自信嗎？你想知道自己曾經的那份美麗去了哪裡嗎？什麼時候，什麼原因自己就變成了「黃臉婆」？

王氏女科

其實，女人真的是用來「養」的！誰養？自己養自己。

怎麼養呢？現代生活中，**女人像男人一樣稱雄稱霸，就不是「養」自己，而是殫精竭慮，最後陰血乾涸，黃臉婆、河東獅吼……，自然也就出現了。**

有句廣告詞說「白裡透紅，與眾不同」；其實，**女人之所以為女人，女人美不美、好不好，就在於這透著的一點紅，這是血氣充足之象。**有血氣了，臉上紅潤、唇紅齒白，整個人的精、氣、神就好，這就是鮮活生命的氣勢，怎麼看都很柔情似水；這就是美，自然是不會有臉色晦暗、滿臉瘀斑的。

光在表面做文章的美容，就有點膚淺了。現在也有很多人提出說女人的保養要「內外兼修」，但他們總抓著一句話不放，說「女人以血為主，男人以氣為主」，認為女性保健就是簡單的補血，市場上有很多補血保健品廣告，特別是補肝血的賣得很紅火。其實呢，這樣理解生命和女人就太簡單、太概念了；缺什麼直接補什麼，補進去的營養真的留在體內參與生命運動了嗎？根本不是這樣的。

傅山先生治女科病，有一個大法則，主要是三個字：消、化、通——包括我們王家，在治療上力求有所傳承、有所突破、有所創新，也是圍繞消、化、通為核心。**這是臨床治癒疾病的大原則，也是女人健康生命的大法則，更是治療女性不孕不育，或者其他疾病的不二法則。**

第一個就是「消」，以調脾胃為主，只有健康的脾胃才能用以生氣血，給生命提供養分；第二個就是補腎精，突出了一個「化」字，正所謂出神入化，最終是補腎精，以涵養肝木；第三個是疏肝鬱以理氣血，就是一個「通」字——這是傅山先生對女性健康的貢獻，也是他的學術核心，幾百年來經久不衰，而我們從事臨床治療的二十八代人，從來沒有離開過這三個基本點。

那麼，「消、化、通」該怎麼做呢？**關鍵在於我們搞清楚「脾—腎—肝」這個「鐵三角」之間的關係。**

脾是後天之本，腎是先天之本，肝是兩者中間的一個樞紐，這說的是它們的定位。

脾胃負責我們出生以後的營養攝取工作，所謂「食大於天」，簡單來說，**脾胃功能好，就能**

很好地消、磨一日三餐吃進來的食物，化為生命運轉所需要的氣血。

源源不斷的氣血有了，誰來安排、打理它們，讓它們在身體各處有序運行呢？靠肝氣；**肝氣通暢，氣血就通暢，不止身體好，心情也會好。**

肝氣打哪兒來呢？從先天之本——腎中來，腎精是滋養肝木的營養液，**腎精不足，肝木就長得不舒展，它能傳達出來的生發力、生命力就大打折扣**，所以必須保護好先天之本的腎臟。

這就是環環相扣的「鐵三角」，傅山先生總結的方子中，始終把握著「消、化、通」的原則，方劑的名字都特別精確恰當，肝是要用「清」法、「調」法的，沒有光補肝血的。

有人說中醫學裡五行不可偏廢，心肺也應該納入治療的考慮範圍。我們不這樣認為；**臨床表明，只要「鐵三角」穩定，脾、肝、腎關係正常，心和肺就能高枕無憂。**這也是《黃帝內經》中的思想——心為君主之官（統攝五臟六腑），肺為相傅之官（輔佐君主），脾為倉廩之官（主管糧草、補給），肝為將軍之官（要能冷靜，不輕舉妄動），腎為作強之官（生發能量、護佑君主）——它們是分級別的。**心肺是大主管，並不負責具體事務，治病的時候，不要輕易直奔心肺去，應該先找下邊各部門管事的脾、肝、腎。**

調脾、肝、腎也不是一擁而上的，要有步驟、有重點，就像下棋，要看局勢，下活棋。用藥如用兵，自古以來用兵的老規矩就是——「兵馬未動，糧草先行」。**在調肝、補腎之前，要先保證好氣血的供應、氣血的庫存，在這個時候，這個後天之本的脾太重要了**——調肝、補腎藥有一大部分也要通過脾胃來吸收，而且，腎是先天之本，這顆棋輕易還下不動。

脾胃盤活了，功能好了，吃什麼營養都能吸收；陰陽力均衡了，氣色好，氣血周行通暢，瘀斑也會褪掉，身材不會過胖，也不會過瘦。

如果這三步不能配合起來，就不能從根本上改變身體的病況；也就是說，**身體的大環境只要沒有調整平衡，再怎麼補血都是徒勞，反而會導致新的淤滯。**

6 有好脾胃，才有好將來

田原筆記

我欣賞這樣一句話：有脾胃才有未來。

記得有一位女友，在三十幾歲的時候，丈夫總愛開她的玩笑，晚飯後很久，總是屋前屋後地找她的「腰身」——咦，那個「小蠻腰」哪裡去了？一頓飯就給填滿了！女友今年也四十幾歲的「嬸嬸」了，早就沒有腰，發福了，血壓也有些高，月經也不正常了。**其實在她的丈夫開始「找腰」的時候，她的脾胃已經虛弱了，只是她不知而已。**

對女人來說，有脾胃才有未來，才有美麗，真是如此。然而，偏偏女人的脾格外嬌弱，一些不經意的生活習慣都能傷到它。比如說，思慮傷脾，**愈愛操心的人，愈容易犯**

脾胃上的毛病；肝鬱克脾土，**長時間的不痛快也會暗耗脾氣**；熬夜失眠，日子久了，不止腦子累，連脾胃都變得脆弱；工作太忙，餓一頓飽一頓，也會讓脾招架不起。還有永遠和女人過不去的減肥，更是黃臉婆的主要推手。也許，看上去女人瘦了，體態婀娜了，但與此同時好臉色沒有了，好體質也沒有了。

養好脾胃，攸關女人的美麗，攸關女人一生的幸福。可是健康的脾胃是怎樣的呢？失去了，還能再找回來嗎？

王氏女科

曾經有個德國的華裔來找我們看病，三十多歲。她的症狀就是三兩天來那麼點月經，來的時候就好像小孩尿尿一樣，控制不住的，隨便就滴到褲子上了；也不多，老是那麼一點兒，這就屬於「漏」。德國醫生給她診斷的是**黃體功能不全**，給她補充黃體，但沒什麼效果，除此之外沒有其他辦法了。

這個女人的體質相當弱，又瘦又小的，很明顯是脾虛。像這個病，我們就給她開了〔養血歸脾湯〕，加上我們家自製的止血合劑。只看了兩次，情況就已經比以前改善許多，不會隨便出血了。她的家人，現在從國內給她寄藥過去，病情一點點在改善。

講這個例子什麼意思呢？很明顯，女人的脾胃忽視不得。**什麼樣的脾胃是好脾胃？最簡單的**

理解就是脾陽充足，脾胃動力十足，到飯點了知道餓、吃飽了能消化乾淨，化生成足夠的氣血、營養到全身。大小便能把消化利用後的垃圾排乾淨，沒有多餘的濕熱。有好脾胃的人，「進出」兩關都暢通無阻，氣色好，皮膚滋潤、有光澤、不長斑點。

這些年一直在流行的排毒養顏的電視廣告，告訴女孩子說，你的黃褐斑、痤瘡、便祕、失眠、胃口差、盆腔積液等等，全是因為身體裡有毒，要把它們排出去，才能白淨漂亮。可是，什麼是「毒」呢？它們從哪裡來？

很簡單，所謂毒，和那些瘀斑、便祕一樣，都是身體不健康、代謝不正常出現的產物。所以，身體某些部門工作失常才是根本原因；很大程度上，與現代女性的脾失健運有關。脾沒動力了，或者說無法運轉，該吸收的吸收不了，該排解的排不出去。

再說**很多排毒產品，裡面都放了寒涼、瀉下的藥，比如蘆薈、大黃，讓你拉肚子，把好的壞的通通排出去**。剛開始吃一點就很見效，大便順暢了，好像排出了很多「毒」，後來要多吃幾倍的藥才能達到原來的效果。胃也開始不舒服，吃什麼都不好消化，有時候喝冷飲都拉肚子，大便就亂了，不拉肚子的時候，便祕又起來了，比原來更厲害；臉上更沒血色，發暗、發乾，斑變多了，痤瘡發不出來，色素明顯沉著，癒合了還會留斑。

所以說，排毒確實將腸道裡堆積的「毒素」排出去了一部分，但是脾虛的根本問題沒解決；日復一日，所謂的「毒素」還是會不斷堆積。結果，**脾虛的人看起來反倒是胖的，這是虛胖——脾主肉，脾陽足的人，皮肉是緊實有彈性的；脾陽虛了以後，水濕蒸不出去，會感覺臉發鬆發胖、手腳發脹，腰身早上起來還挺結實的，到了傍晚就像吹起來一樣，虛脹。**

《黃帝內經》說：「諸濕腫滿，皆屬於脾。」——**十個胖子九個虛，大半是脾虛。怎麼傷的脾呢？三個字：思、涼、滿。**

思，就是**思慮傷脾**。這個思慮，還不完全是說為了工作而絞盡腦汁；就是一件事想不通，老在心裡搗鼓，想放又放不下，晚上本來有些睏，心裡一想起這事，就撓心撓肺，覺都睡不成。一股氣全堵在胸口和胃口這兒，脾氣滯結，動彈不得。

涼，一方面是現在生活太豐富了，**女人也熬夜，津液都熬乾了，肯定有虛火**；再一方面，現在流行川菜，吃辣多，相當於火上澆油，助長體內的虛熱，最後導致的結果就是冷飲盛行，冰啤酒、冰西瓜，**相當於一盆冷水澆下去，虛熱好像是解了，其實是傷了真陽，身體的熱力被澆滅了大半**。熬夜還有另一個影響，本來白天光亮，用來活動、工作，晚上黑暗，適合睡覺、休息，**現在的都市年輕女性，夜間常常暴露在強光下，生物鐘紊亂，就會出現月經不調**。

還有一個滿，就是暴飲暴食，把胃撐著了，胃的能力不夠，消化不了那麼多飯菜和零食，就算胃加班加時苦幹，也只是粗加工，完了就讓脾接手，脾也幹不過來，就都累傷了。

說白了，**任何耗傷陽氣的行為都傷脾，任何加大脾臟負擔的行為都傷陽。養脾，就是擺脫這些不好的習慣——該工作的時候工作，該休息就休息；注意保暖，避開冷飲。如果可以，養成每天早晚一杯熱水、一碗熱粥的習慣；規律三餐**。

職業女性，可能實際工作條件很難保證這些，平時可以在醫生的建議下適當吃一些〔保和丸〕、〔附子理中丸〕、〔六君子丸〕等，**溫補脾胃**。當然，如果多年的行為已經傷了脾，那麼，就要有一個長期的思想準備，**慢慢養護自己的脾胃。就像呵護自己的嬰兒一樣啊，這是急不來的**。

第二章

月經，女人的生命之河

田原筆記

女人得以確認自己的生育力，在於月經。

那些或暗紅或鮮紅的血液，隨著每月的汛期洶湧，女孩子不安地跟同伴交換著祕密，男孩子立時成了外人。

中醫學認為，月經上應月相、下應海潮，月有陰晴圓缺，海水有潮起潮落。**天癸，便是身體裡的潮汐。腎陰充足時，每個月，五臟六腑要配合天癸的到來，一齊用氣血將「血海」注滿，滿則溢下，便有了月經。它不單單是現代醫學所說的隨著子宮內膜脫落而流出體外的血液，還有很多成分。**

古代人對月經的看法表現出兩個極端：有人認為這是穢物，現在的女孩子們一提到月經，有時還要說「倒楣了」；但也有人從另一個角度來看月經——行經的過程更像一場神聖的儀式；月經是女人的生命之河，定時灌溉、清理子宮，女人才得以健康。子宮**每一次「灌溉」，都是為著「種」下生命的一天，反覆做著準備。經血，是翻新土地**

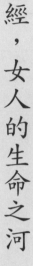

時，揚出去的舊土，這裡面富有生命的養料，因為沒有新生命需要營養，它才被排出來。

經血，有著我們不盡知曉的神奇作用。在古代，一些煉丹人使用處女的經血來煉丹，相信有奇效。印尼的交感巫術也認為，女人的經血是某種力量和精神泉源，是人體力量對外的延續。除了東亞，在澳大利亞的原住民中，至今還保留有一種將月經用於治療骨折等外傷病的習俗。

女人一生中的行經次數和排卵次數相應，在四百次到五百次之間。當七七四十九年過後，天癸離席的時候便到來了，經帶漸竭，沒有辦法再孕育新的生命。胞宮度過潮起潮落的三十多年，最終進入恆久的沉寂中。女人的生命力隨著生育力退潮，皺紋、白髮與虛弱一併出現。

月經，是女人的宿命，也是她巨大魅力的泉源。但是現在很多女人，生命之河剛剛開始醞釀，就遇到了波折……。

案頭對話：檯曆（桌曆）

田原：「我發現在你們的診桌上都有個檯曆，而且密密麻麻的，記錄著什麼？」

王氏女科：「就是根據病人的情況當時記錄下來的，這樣非常方便，也便於計算，她們復診時一看就清楚了。」

田原：「你們特別關注月經的時間。」

王氏女科：「對。『經調則無病，不調則百病叢生』，女孩子的經期準了，經色、經量正常了，病就好了。這是個很關鍵的標誌。」

田原：「女性的月經，一天都不能錯嗎？」

王氏女科：「那倒不是，月經提前，或者推遲，時間在一週以內的，在中醫的理論上都屬於正常範圍。這檯曆是我們記病歷的一個簡易版，不只看日子，我這輩子充分利用了。這是二〇〇五年開始記的（從後屋拿出一疊病歷和檯曆），這個是以前的老檯曆。開始記是因為主管醫院、診所的機關，要統計門診量，看看我們一天要看多少人，後來我發現這樣簡易的紀錄用起來很方便。比如說這個，二〇〇六年十一月八號，叫什麼名字，女二十八歲，產後十八個月，診斷，這樣簡單寫起來。要查的話，後面還有一系列病歷。」

田原：「這相當於一個便捷的檢索目錄了，這一本本日曆記錄了你們這些年看的病人。你這些病例是不是該整理出來？太可惜了！」

王氏女科：「應該要整理，就是一直沒閒工夫。……哎，這一篇都是這個月十號的病人，看了十五個。因為病人太多，沒法記得這麼清楚，就記一些基本情況：叫什麼名字？多大了？哪兒的？用了什麼藥？」

田原：「哦，基本上每天都有，等於說你們一天都不休息？」

王氏女科：「可以這樣說。」

田原：「說到這，我倒想起我的一個姊姊，五十歲的女人。一次偶然的機會，我們談到月經，她說，真是很遺憾，有月經的時候不懂得珍惜，沒有給她最好的體貼，現在沒有了，才知道自己永遠沒有了那個『女人』……。我們可以在這裡給女孩子們提個醒，一定要關注自己的月經，在家裡或者單位，要有一個這樣的檯曆，記錄她；不僅要了解她，更要懂她，因為這是專屬於我們女人的，最珍貴的。

1 經血，女人健康與壽命的首要指標

田原筆記

世界女性教育的先驅者克魯普斯卡婭（注一）說過：「如果你在家教育兒子，就是在教育公民；如果你在家教育女兒，就是在培養整個民族。」日本人也有同樣的觀念。

電視劇《借槍》裡的男主角，在阻止女主角犧牲自己的時候，有一段非常好的臺詞：「你是女人，是母親，不是男人，不是戰士，你要為民族養育好兒子，讓他們成為勇敢的戰士。」這段話意味深長；而我們現代的教育已經淡化了男性和女性的區別，其實這種性別屬性是很富有深意的。

我們的傳統對於女子的教育有這樣一個初衷：「閨女，是世界的源頭，未來樹國民之母；兒子不好，還是一人壞、一家壞、一族壞；女兒因負有生女教子的重責，可就關係人根、人種了。」又說：「德婦才能生得貴子，世界才太平。」

源頭的源頭，就在於子宮這個小宇宙。我們培養、守護好每一個子宮，就是強固一

注一　克魯普斯卡婭（一八六九年二月二十六日～一九三九年二月二十七日）：全名譯作娜杰日達．康斯坦丁諾芙娜．克魯普斯卡婭。蘇聯教育家，畢生致力於研究馬克斯主義，列寧的夫人，因此被譽為「蘇聯國母」。

個強大人種的根基。子宮培養著生命的種子，女人則培養著一個民族、國族的種子。這就是女人，厚德載物。

王氏女科

過去人又管月經叫「月事」、「月信」、「經水」，甚至以「天癸」和「天水」指代，這些稱謂都是對**月經來源的辨識**。

在傅山先生的女科學說中，調經是一個很大的主題，對於月經到底是什麼，他有著一些追覓本質的探討，如「夫經本於腎」、「經水出諸腎」、「經原非血，乃天一之水，出自腎中」、「經水乃天一真水，滿則溢，而虛則閉」、「精滿化經」等等。

這些說法都指向了一個來源——天、腎。

經水是腎中藏著的先天之精，一種啟動生命的物質。「天一」這個詞出自於《周易》，到〈尚書大傳．五行傳〉時，更清楚地分析了：「天地既生，天一生水，地六成之；地二生火，天七成之；天三生木，地八成之；地四生金，天九成之；天五生土，地十成之。」——如果從地球物質生成的順序這個角度來看，天水便是萬物的起源。

每個月的日子一到，腎中的天一真水先動，其餘臟腑跟隨著分出氣血注入血海——沖脈，這個蓄水池「滿則溢」，月經就產生了。

五臟六腑有相對的獨立性，它們的氣血要先滿足自己部門的日常開支，把管轄內的「住戶」打點好，如腦、肌肉、筋、脈等等，有多餘的血，才能注入血海這個中央財政機構。如果身體的氣血不足，血海空虛，月經會遲到、少到。

所以說，**經血是很珍貴的，它對女人的重要性，再怎麼強調也不為過。它就是衡量你子宮狀況、身體狀況的首要指標**。

而女人的問題，就在於「經帶胎產」，如果將經、帶、胎、產與「女人母土」的生育屬性相類比，它就相當於什麼呢？

經，月經是用天一真水每個月對土地的灌溉和清理，為播種做好準備。

帶，正常的白帶，在現代醫學來說，是由陰道黏膜滲出物、子宮頸腺體及子宮內膜腺體分泌物組成的，相當於子宮裡的長流溪水。

胎，就是種下了種子。

產，意味著收穫。

這四個過程，一環扣一環。**月經不好，意味著子宮的鄰家們對這方土地的灌溉和清理接續不好**，接下來可能要出現旱情或洩洪，土壤的形態和結構就要發生變化，或增生，或異位，進而必然要影響到白帶，本來清清的溪水，在顏色、氣味和形態上出現了異常。

這樣的土地，在播種種子的時候，很可能就要出問題。種子因為條件艱苦活不下來，這個女人就不能受孕。也有可能說，種子一開始活下來了，但因為生存環境惡劣，活不長久，流產和胎兒停育就會發生。這樣的土地，自然很難談得上豐收。

也就是說，**經、帶、胎、產這四個環節，有一環沒跟上，這個女人就會失去平衡，這只是一個早晚的問題。因為，「子宮病了」的話外之音是：身體深處的大格局失穩了。**

月經推遲、早到、帶黑紫色的血塊，行經腹痛、非經期或停經期出血……，遇到這些情況，女人可千萬別大意。家有女孩的家長也要注意，如果不管不顧，久了的話，身體會出現很多毛病，如子宮內膜異位、功能性子宮出血、不孕……等等。**尤其這個子宮內膜異位，在痛經的女性裡，發病率達到四十%到六十%**，這是相當高的一個數字，導致不孕的幾率也是相當高的。

2 讓月經如約到來

田原筆記

中醫婦科大家柴嵩岩曾說：不孕，在整個醫學界來說，都不是單獨的一種病，往往是多種婦科疾病綜合導致的一個結果。不孕的女性，前期都有月經不調、痛經、白帶變異等跡象，只不過，大多數人不以為然，在檢查出不孕之後，才「承認」自己病了。

月經的「月」字，意指它「一月一行」、「月月如期，經常不變」。又叫「月信」；在日子上是很講「信守」的。可是，現在大部分女孩子的月經卻常常失約，而女孩子大多不以為然。這便是女性病高發的一個重要線索。

那麼，經水怎樣才能「月月如期」？

王氏女科

關於月經週期，也不是一天都不能差。現代醫學認為，在七天以內的前後波動都算是正常的。**但在我們看來，差七、八天太長了，差三、五天還算是沒問題的。差三到五天的，只不過是她的開放期不太規律**。

月經的規律性很重要。有的人常年就是兩個月行一次經，甚至一個季度行一次，或者一年行一次，經色是正常的紅色，沒有血塊，不會痛經，整個經期不超過七天，沒有什麼不適；這是正常的，和個人的特殊體質有關，不要輕易去打亂身體的規律。傅山先生在《傅青主女科》一書中，稱這種現象為「經水數月一行」，這樣體質的女人是「天生仙骨者」，「不必妄行治療」。

除了各人體質的差異，大規律還要看年紀，看她的生活內容，這是主調。

初潮期

女孩子進入青春期後，最早出現的還不是月經，而是白帶，這說明子宮已經甦醒，是一個前奏，給女孩和做母親的一個準備期，月經初潮隨後就到來。在初潮後的半年到一年裡，很多女孩子對月經很是頭疼，因為它的週期不太穩定，說來就來，有時三兩天就乾淨了，有時候拖上十天才結束，經量的波動也就很大。這種不規律的現象是比較常見的。

如果飲食清淡有營養、睡眠充足，課業沒有太累的話，這現象是正常的，不用太擔心。**子宮剛發育，要用上半年多的時間和它的「鄰家」磨合，調整好步伐；就像一個孩子剛學走路，步子不穩，甚至摔跤，都是正常的，這個時候千萬不要用藥物去干擾月經週期。**隨著年齡的增長，月經會慢慢形成規律的。

如果這孩子愛吃生的、冷的、辣的東西，課業太辛苦，作息不按時，會加重月經的失調；在所有孩子當中，上學愈累的孩子，月經就愈容易失調。為什麼課業累了以後，月經就失調了？因為腎氣發育還沒有健全，腎主髓、主腦，主生育，生育就包括這個經水的問題了。孩子老是動用大腦，氣血都往上邊走，下面就不足了。**西醫說的是腦垂體功能失調，中醫講腦是「諸陽之會」，用得過多，自然就失調，身體也跟著失調，治療的時候要考慮腎臟。**還包括「青春期功能性子宮出血」的問題，談起來就多了。

總之，初潮期是女性一生當中最重要的環節之一，就像懷孕、分娩和停經一樣，都是一個體質轉折的路標。大家在懷孕、生子時很重視保胎、坐月子，但對初潮和停經這兩個時期重視不夠；尤其是初潮，只知道說自此以後，女孩長成女人了，但對身體的根本性轉變沒有太多關注。

初潮是女人生殖階段的開端，身體還沒完全適應，比較脆弱；初潮後兩年，是長高的關鍵時期，兩年以後就很少再長了，做母親的要及時教孩子一些保護身體的方法，準備一些補養的食物。最基本的，在行經期要多休息，不要過度運動，別舉重物。中學女學生照規定可以請「生理假」，但不少孩子覺得不好意思，硬撐著上體育課，這點母親一定要幫孩子打消顧慮。還要**注意從裡到外的保暖，不要喝冷水、不要吃冷食，更不要游泳，特別要注意腳底保暖——寒從足下起，穿好鞋襪，不要受寒著涼**。另外，經期裡，課業學習不要太緊張。

初潮一年以後，如果月經還沒有規律起來，就要找中醫師進行調理了，最好不要單純用西藥。西藥調經、調排卵以雌激素和孕激素為主，對於身體的成熟獨立沒有太大幫助。

在民間，主要是南方吧，還保留了不少食療的小方法，用於孩子初潮後的調理。

蛋湯	
食材	水一杯（約兩百八十毫升）、紅糖一湯匙（約十五毫升）、雞蛋兩顆、米酒三湯匙。
做法	在中等大小的鍋裡，倒入一杯水和紅糖，用中高火煮開。水開後打入兩個雞蛋，再煮開。加米酒，關火。趁熱盛出。（如有冷感，或小腹不適，可加入三片黃薑或生薑，與水同煮。）
功效	加強血液循環，滋補身體，使身體保持溫暖。

糯米粥（四人份）

食材	水六杯、黑糯米一杯、乾桂圓二分之一杯、紅棗十枚、紅糖兩湯匙、生薑（切成一釐米厚的薄片）適量。
做法	在大而沉的鍋中加入六杯水、黑糯米、乾桂圓和原蔗糖，用中高火煮開。把火關小，再燉兩個小時，時而攪動一下。煮好的粥比較黏稠；盛到碗裡，撒上薑片。
功效	糯米旺肝，桂圓行氣補血，紅棗養血健脾。

烏雞四物湯

食材	烏雞五百克、當歸十克、熟地十克、白芍十克、知母十克、地骨皮十克，食鹽、料酒、蔥、薑……適量。
做法	烏雞去內臟，剁去雞爪，洗淨；將藥料放入雞腹，加清水適量及佐料；先用武火（大火）燒沸，去泡沫，改文火（小火）燉至爛熟；服肉飲湯。
功效	補血調經，除煩退虛熱。

參歸補益湯

食材	母雞一千克、人参十五克、黃耆十五克、當歸十五克，薑、料酒、鹽……、等適量。
做法	母雞去內臟，洗淨，切成寸塊；將藥物裝入小紗布袋並紮口；一併置入砂鍋，加適量清水；先用武火燒開，改用文火燉至爛熟。
功效	補益氣血。

黃精燉豬肉

食材	黃精五十克、瘦豬肉兩百克，蔥、薑、料酒、鹽……等適量。
做法	黃精、瘦豬肉洗淨，切成寸塊；將黃精、瘦豬肉、鹽、料酒同放入瓦鍋內，加水適量；隔水燉熟，出鍋時加蔥適量。
功效	補益心脾。

青年～中年期

女孩子到了二十一歲以後，月經規律了，如果這段時間又提前來了，是「經水先期」，按照經量的多少，要分兩種類型。

經量較多的，一般來說是血熱，是實證；按傅山先生的原話，是「有餘之病」，腎陰（水）腎陽（火）都很旺，說明氣足、血也足。**這種情況如果只是持續一兩個月，提前的日子在兩三天裡，不用治療，這說明她身體裡的經絡很暢通，氣血走得好是件好事；如果持續了半年以上，就怕這火氣會過於烘烤子宮的環境，影響懷孕**，用〔清經散〕稍微清一下火熱，經血就平靜下來了。

清經散（方劑僅供參考，請務必尋求合格中醫處方）	
方藥	丹皮、地骨皮、白芍（酒炒）、大熟地（九蒸）、青蒿、白茯苓、黃柏（鹽水浸炒）。
服法	水煎服，連服二劑即可。

如果月經先期但量比較少，就那麼一點，是腎火旺，而腎水（經血）不足，達不成一種平衡。這個時候，一定不能用涼藥來泄火，傷了陽氣反而會增添其他疾病；只要專門把腎水補足就好，水足了，火氣也就被斂住了，月經自然就正常了。方用〔兩地湯〕。

兩地湯（方劑僅供參考，請務必尋求合格中醫處方）	
方藥	大生地（酒炒）、元參、白芍（酒炒）、麥冬肉、地骨皮、阿膠。
服法	水煎服，連服四劑即可。

和「經水先期」相反的是「經水後期」，這是體內有寒，產生了血瘀，阻滯了經血的及時匯合與及時洩洪。**如果經水量正常，說明身體中血的「庫存」還是充足的；經水量少，是氣血不足了，臟腑自己都不夠用**，血海花了比平時更長的時間才「攢」夠「一池水」，溢出來的也就沒有多少。

月經來得晚，又來得少，有的女孩子就特別著急，心想我吃點兒什麼能把月經催來？**如果是單純的有寒有瘀，腎氣充足，可以喝點薑棗紅糖茶，溫經散寒；如果是不足，硬是用催經的藥，強行讓月經來了，反倒不好，因為這是催來的血，是從臟腑那裡「搶劫」來的好血，不是「滿則溢」的餘血，可能會進一步破壞身體的一種自保和自我平衡，這種情況需要較長時間的中藥調理和生活調養。**

所以說，中藥是個寶貝，但是呢，也就像一把好槍，能不能幹好事，得看誰來使用它，怎麼使用。上面這些方子，可以說是傅山先生一生研習中醫所感悟到的精髓。但是呢，人的身體機能複雜，病也複雜。在這些方子的基礎上，就要隨體質，甚至隨年齡進行一些用藥的調整，和劑量的增減。這一點很重要。

3 經期感冒、鼻血，不能掉以輕心

田原筆記

月經是子宮的汛期，大河開放。

女人的身心，在月經來潮時進入了一片低谷，格外敏感，外界的一點點風吹草動都會被放大；老一輩的人有一些世代相傳的話，告誡女兒、媳婦：「月經期間不能洗頭，不能碰冷水，不能吃生冷的食物，不能涉水、游泳，不能幹重活，不能過夫妻生活……。」

但是，很少人能說清是為什麼。於是，在講求科學道理的現代，愈來愈多年輕人不把這些說法當成一回事，經期雖然總有些不方便，但日子還是和平常一樣過：穿得少，形象第一位；吃得刺激，否則胃口不佳；每天洗頭洗澡，清爽才舒適。

老一輩傳下來的這些說法有必要一一遵守嗎？

這些習俗，農村保留得多，在我們這邊，歷來有一個說法：「生孩子要坐大月子，流產後要坐小月子。」懷孕生子可以說是子宮一生中首要的大事，緊接著就是月經了，這些個規矩看著挺多的，其實背後有著一個大醫理。明代有一本專門講婦人病的書，叫《濟陰綱目》，開篇有這麼一句話：「**若遇經行，最宜謹慎，否則與產後症相類。**」

月經期沒休息好，落下的病就相當於產後病了。

最常見、最沒人重視的就是感冒。**經期感冒得相當注意，什麼毛病都能引起來，鼻炎、鼻竇炎，甚至能引起腫瘤**。中醫內科學的第一篇就寫的是感冒，風熱感冒、風寒感冒、虛證感冒。問題是**很多大夫不關心感冒，都研究大病、怪病去了，這是本末倒置的事**。小感冒，沒治好就是大**病根啊！**

感冒有兩個原因——風、氣。

「風氣」這兩個字非常重要。氣，本義是「氣候」；節氣、候，是古人根據自然界的景象變化，來對一年時間做的劃分：「五日謂之候，三候謂之氣，六氣謂之時，四時謂之歲。」我們常說的一年四季，就是古人說的一歲四時。四季的變化，細分到五天有一個小變化。在景物上，可以看到特徵性的改變。

比方說二十四節氣中的「驚蟄」，這個節氣包括三候：桃始花，倉庚鳴，鷹化為鳩——也就是說，從驚蟄這個節氣開始，第一個五天，桃樹開花了；接下來的五天，黃鸝叫了；再五天，天空裡老鷹不見了，斑鳩和布穀鳥出來了。當然，這在全國各地會有一些不同，二十四節氣主要用於黃河中下游，但大道理是一樣的，四季變化是由一輪接一輪的節氣悄悄推動的。

當風、氣運行得不平穩，人就生病了，這個認識起源於中醫經典《黃帝內經》。書裡談到百病的時候，說「風者，百病之始也」，又說「百病生於氣也」。其實，這裡說的「風」和「氣」，是同一個性質的東西，都是一種流動性的能量；「風」是自然界中流動的空氣，「氣」是人體裡邊周行全身的一種精氣，可以理解為身體內部的風。信風和正氣就像是有秩序的正規軍，一個維持著春夏秋冬四季的平安過渡，一個維持著臟腑經絡間、氣血津液的良性循環；和它們相反的是歪風邪氣，這也是一種能量，但它是破壞秩序的，干擾正常「社會治安」的。**身體，也是一個小社會，過於激動的各種情緒，就是異常的風氣。**

「人百病，首中風；驟然得，八方通。」這是醫學三字經裡的話，**「感冒」其實就是微型的中風，誰敢小看中風啊？——為什麼這麼強調風？因為風可以導致血脈不通，不通就會出現痰、瘀，一旦堵在要害的地方，是會要命的。**

而且，**風一打開通道，寒氣也跟著進來，子宮打個寒戰開始收縮；經水，這些沖洗子宮的汙血排不出來，殘留在子宮裡，上邊一連串的輸卵管、卵巢、乳房、沖脈、任脈都會被堵上。**所以說，感冒和女性的婦科病有很大關係！

經期感冒，風入血室，潛伏下來，以後一來月經就感冒，月經一結束感冒自己就好了，慢慢形成了週期性感冒。這個毛病不少見，有很多女孩子可能也習慣了，不太在乎。其實這會造成一個後遺症：鼻炎，甚至鼻竇炎。尤其三十五歲到四十五歲之間的女性特別常見，其實這個病很早就埋伏下來了。

對於這種一到經期就犯的感冒，我們家把「百病生於風」這個老說法給進一步明確了，是「百病生於風熱」——因為**風帶著各種邪氣進來以後，就要煽風點火，生出內熱；情緒起伏，生氣引起的「發火」**，**一樣會鬱出悶火。這種內熱，往往不是明著燒，而是暗暗地消耗**，一邊還和外邊的風吹草動裡應外合，可以說是個臥底。

有些女生一到經期就流鼻血，俗稱「**倒經**」，其實也是經期感冒的一種變形。這些女生身體底子偏熱，受了風以後容易化熱，熱入血室以後，每到經期，就鼓動著氣血，沿沖、任兩脈往上竄；一來經水往下走得不順暢，二來肝血少了斂不住火氣；這火有可能是飲食上太豐盛，或風熱導致的實火，也有可能是情緒上鬱悶留下的悶火。妄行的這個經血到了鼻子這個終點處，血就被火氣逼出來了。

現代醫學說這是子宮內膜異位的一種表現，鼻子中一個叫鼻中隔的地方，毛細血管非常豐富，並且對雌激素敏感。月經期間，女性體內雌激素含量增加，如果因為情緒或別的原因，導致月經不能正常下行，這裡的毛細血管就感受到雌激素刺激，發生增生破裂，就出鼻血了；鼻黏膜有炎症，是出現倒經的一個前提。其實中西醫這兩種說法是相通的。

有一個獨生女，老倆口自己捨不得吃，也一定要讓孩子吃得好，所以孩子從小就很胖。初潮後，小女生的月經兩個月一來，挺有規律，但就是經常流鼻血。洗臉、看電視、吃東西的時候，鼻血就出來了，去醫院檢查說是白細胞偏高，有炎症，但沒有找到出血的原因，也治不了。反正鼻血流得也不多，就沒去管它了。

到十二、三歲，女孩有半年沒來月經，到醫院打了黃體酮（注二），月經才來；還是兩個月一次，很有規律。但是，過了兩年，這孩子變得更胖，體重近一百公斤，出現了閉經，在洗臉時，鼻子又出血了，血流不止，還從口中湧出，耳膜也脹得不得了。到醫院化驗檢查，還是說白細胞過高，有炎症。後來家裡人帶她去找了一位中醫看，說是肺熱使經血倒流，開了幾副湯藥，喝了以後，女孩的月經每個月都來，也很少流鼻血了。

在中醫裡面，這種病除了因為吃多了辛辣、高營養的食物而導致血熱之外，根本原因還得從情志上去找，這就是我們剛才說的「內風」。一般來說，出現倒經的人，性情比較急躁，愛生悶氣，脾氣很強，經常因為一些小事生悶氣。這樣一來，不僅肝火不得發洩，心火也要亢盛。到了月經來潮的時候，本來臟腑瘀血要匯流下來，但她身體裡一派「熱火朝天」，瘀血就不往下去，直接往上沖。有些嚴重的，不只是鼻子出血，還要吐血，讓人驚慌害怕。其實治起來很簡單，一邊從肺經入手，清除外感留下的風火，一邊平順內裡的肝氣就好。

這個女孩原來脾氣挺急，現在平和多了，也很開朗，她說後來喜歡讀佛經，很多困惑都找到了答案，心境也不一樣了。我說你這樣好啊，《黃帝內經》講：「恬淡虛無，真氣從之。」有了這樣平和的性情，以後還會更健康，當初那些個毛病肯定不會再犯了。

話說回來，老一輩那些說法是很管用的，目的就是讓你避風避寒，別刺激子宮，阻斷經水的順利排出。**很多女孩子在經期得感冒時沒有重視，血室裡頭的這些風火結成內垢，始終留有血塊；上邊則發展成肺炎，經常頭疼，不能睡覺，還老用口呼氣，萬萬沒有想到是經期著涼落下的病根。這種內垢，還會加大患乳癌和子宮癌的風險。**

4 少女的真假月經

田原筆記

有位媽媽給我打來電話說：我女兒的月經從來的那天起就沒規律過，有的時候一個月兩次，有的時候兩個月才一次。量也是有時候多、有時候少，這個月已經十三天了，量還很大。她是初三的學生，平時也挺開朗的，起居飲食都挺正常。是因為學業壓力大的原因嗎？有沒有什麼藥物能使月經規律起來？聽說婦女用的口服避孕藥可以調節內分泌，我女兒能用嗎？多少量合適她用呢？

王氏女科

我們肯定不贊成給這麼小的女生吃避孕藥來調經。

現代醫學認為月經是否正常，是受大腦垂體分泌的促性腺激素（注三）影響，治療辨法就是調

注二　黃體酮（Progesterone）：稱為孕酮、孕甾酮、黃體甾酮、黃體激素、助孕激素、助孕素或助孕酮，是一種類固醇。

注三　促性腺激素：是調節脊椎動物性腺發育，促進性激素生成和分泌的糖蛋白激素。

整內分泌，補充安宮黃體酮（注四），注射促性腺激素……，其實這也是一種平衡手段。但是，激素療法通常有一定的副作用，對青少年的發育會產生一些影響，並且也很難從根本上解決問題。

而中醫對這種因為壓力或情緒緊張引起的月經不調，有另外一種理解。大腦被稱作「諸陽之會」。意思就是說，人身上最重要的十二條經脈與幾十個穴位的氣血，都要在這裡集合，因為這裡是「總司令部」。所以，**當人用腦過度的時候，這個「總司令部」就要吹響「集結號」，調動身體的氣血上來供應腦部的消耗，這是一種非常的應急措施**。尤其是現在面臨課業競爭、考試壓力的女學生，需要充足的血液，來完成月經；同時，學業上又需要給大腦提供足夠的氣血和養分……，這個階段，「氣血」就有點兒忙不過來。

所以，要治這個女孩子的病，還得具體看她月經不調的主要原因是什麼；如果只是單純的不調，依我們的經驗來說，吃上幾副中藥調整，很快就能恢復過來。為什麼好多女孩子課業累了，壓力大一點，月經就失調，等壓力期一過，就又正常了？很顯然，氣血不夠用是一個重要因素。

值得注意的是，**女孩子的月經失調，特別是在初潮兩年後出現的失調，它不是真正的「經血」，是「青春期功能性子宮出血」**；表現有兩種：一種是提前來，不到日子就來了，完了以後，不到十幾天又來一次；還有一種病人就是月經推後的，兩三個月來一次，來一次完不了，止不住；這在中醫裡來說是「**崩漏**」。

這其實是「假月經」，它跟排卵、跟生理週期沒有必然關係，沒排卵也會出血，經水排完後也可能繼續出血。這些血水從哪兒來？是子宮內膜不規則增生、子宮收縮功能不良引起的。追根究柢，這個病的根子在肝腎上，一個肝一個腎，肝腎功能不平衡。年輕人還有一個特點，腸胃不會差到哪裡去，以實為主，不能全按虛證治。

肝腎為什麼不平衡呢？主要就是情緒變化大，心事多。青春期的女孩子身體處於一個高速的成長期，腎氣在推動其他臟腑成長、完備，孩子的飯量一下子增大，個頭兒也竄上來。在這個時候，男生表現得要比女生輕鬆。女生心事多，開始關心自己的穿著打扮，在意別人的看法，對自己和異性的關係變得很敏感；同時，學業上還很計較，在升高中這段時期又面臨一個大考，得和後來居上的男生們競爭重點學校，壓力很大，心裡每天要搗鼓很多事，情緒波動就大，搞得現在像林黛玉那樣的女孩子不少。

肝氣是主管情緒的，要通暢才好；如果老在心裡打結，氣機受阻，它就配合不了腎氣這種快速生長的需要，經期的日子就準不了。

除了情緒，再來就是飲食的問題。就現在來說，飲食的問題比情緒的問題更普遍。現在許多家庭都是少子化，家裡平常嬌生慣養，愛吃的吃，不愛吃的不吃。挑食，老是喜歡吃冷的，吃甜的。青春期功血（功能性子宮出血），實證裡邊都包著「寒」。

其實女人這個病，不管虛實，都包括著一個「寒」字。有的女孩子好幾天都不來月經，愈吃甜的，愈吃冷的就來了。這種情況，不能武斷地認為她就是熱或者是虛，而簡單的用涼藥。**甜的**

注四　安宮黃體酮：在皮下注射時為黃體酮的二十至三十倍，主要用於痛經、功能性閉經、功能性子宮出血、先兆流產或習慣性流產、子宮內膜異位症、治療晚期乳腺癌、子宮內膜腺癌及腎癌等。常大劑量用做長效避孕針。

礙胃，胃口被膩住了，消化不乾淨，多餘的東西就生出痰濕來；如果又吃冷的，這脾胃裡邊是又濕又冷；本來青春期的陽氣正要蓬勃生長的，剛抽芽就遇上倒春寒。

現在的女孩子，衣服穿得那麼少，夏天是低腰褲、露肚臍，冬天穿單褲，加上喝冷飲，積的寒就大了。**子宮的發育得不到穩定的陽氣支持，成熟不起來，節律就失調；脾不能順利生血，經量也就忽大忽小。**

中醫認為，月經提前一般代表熱證，推後的一般就是寒證；但是，這是中醫治病的一個大前提，再往細了說，通過診脈，還會發現寒中鬱熱，熱象之下有虛寒……。青春期的女生，生命狀態跟成年人不一樣，像九、十點鐘的太陽，生機根本上是要往上走的，往「如日中天」那個頂點走；在臨床辨證的時候，裡面就有很多奧妙，需要醫生十幾年，甚至幾十年累積的經驗來調理。

比方說，一個十七、八歲的小姑娘，月經不走，到我們這兒，一個是先看她的面相，煞白的，氣血有虧；再看她的性格，從面相上就能看出來，這個小姑娘脾氣不好。再一個就是情緒，一說話就能帶出來。問她兩句她就哭了，這就屬於內向型的女生，還要照顧到疏肝。有的挺痛快就說了，明顯是外向型的。

在治療和用藥的過程中，這些細微的因素都要考慮進去。關鍵是掌握「虛實」這兩個字——同樣是寒，虛裡頭的寒，比實裡頭的寒厲害。它會交織一些氣虛、血瘀、痰濕的問題——「虛實」這兩個字太重要了，治反了，女人的「功血」就更剎不住了。

該通的時候必須通，該補的時候必須補，該止的時候必須止，這裡頭相當奧妙。我們看了四十多年的病，也不敢說到了什麼高度。

總的來說，不管是單純的月經不調，還是西醫診斷說的「青春期功血」，在中醫裡來說都是要調節子宮的功能，確保它氣血充足、順利發育，收放自如。現在大部分女孩子月經不好，是實證，有寒；及時的祛祛寒，讓身體溫熱起來，氣血流通好，就是一個很好的自我治療；**這個溫熱藏在衣食住行很多細節裡。就因為飲食和生活習慣不好，這些在過去結了婚的女人才得的出血病，現在女孩子也有了。**

平時可以適當的吃一些中藥來調理。剛進入青春期的女孩子，平時吃點〔補中益氣丸〕或〔歸脾丸〕。月經完不了、止不住，就喝點〔益母草顆粒沖劑〕。

5 痛經的女大學生

田原筆記

一個女孩發來一封郵件，詢問關於痛經的問題。

她十八歲從廣西到北京求學，按著南方老家的生活習慣度過了大學四年：冬天為了感覺俐落，上身一件底衫套大衣，下邊一條單褲；夏天覺得悶熱，便每天吃冰棒消暑；愛洗澡，無論冬夏，每天洗澡，隔天洗頭；覺得南北生活差異大，思鄉情重。

臨近畢業，她發現自己患上了痛經；每逢那幾天，就被疼痛折磨得面色慘白，冷汗遍身。因為身處中醫院校，懂些醫理，她試過專治血瘀痛經的〈血府逐瘀丸〉，也嘗試用艾條灸小腹等。這些方法一開始都能緩解疼痛，但三、四個月後就都失效。痛經愈來愈厲害，她發現經血的顏色從正常的鮮紅變成黑褐，再到淡紅，日子也一再後推，好像血枯竭了一樣，生命力愈來愈弱。而且，小腹好像已經沒力氣大痛了，變成全身難受，上吐下瀉。不知不覺間，鼻炎升級成了鼻竇炎，拉肚子成了家常便飯。

現在，她每天都憂心忡忡，每臨近經期，既期待它按時來，又擔心受怕那種疼痛，像要接受一場大刑。

王氏女科

她的情況，是很典型的從實到虛、虛實交雜的演變過程。

先是外受大寒。廣西那邊，特別是南邊，屬於常夏無冬的氣候，最冷的時候氣溫也在七度、八度以上，沒有真正的冬天。在這樣的環境下長大，這個女孩沒有避寒的意識。夏天南方濕熱，出汗多、汗黏，於是每天洗澡，他們不叫洗澡，叫沖涼。這些生活方式和北方可以說是剛好相反。**北方風大、乾燥，不需要頻繁洗澡，毛孔為了避風、避寒，自己關閉起來，一洗澡，熱氣一騰，毛孔打開了，涼氣就有了可乘之機，天天洗澡，就是天天受涼**。

再是內積大寒。一天一**根冰棒，又是冷的、又是甜的，最傷脾胃**。在北方過夏天，和南方可不一樣，外頭熱，屋裡是涼的，地下水氣寒；可以說，那地氣是長年冰涼的，所以，一進屋，或到樹蔭下，溫度馬上就低下來了。在北京不需要消暑，只需要避暑。古人造詞是非常精確的，南方天熱地熱，暑氣帶濕，要發出去才好，所以講「消」；北方的暑往往只是外面的一個悶熱，避開天氣，貼近地氣就足夠涼快了。

寒大了，身體就要用正氣去抵抗它，一開始的表現往往在外邊，譬如流鼻涕或感冒，這些小信號不及時解決，就會成為長期的拉鋸戰，消耗陽氣消耗得非常厲害。再吃冷東西，直接把難以消化的寒氣塞到肚子裡，就連脾胃也要反抗，直接鬧肚子。

這麼過上一兩年，本來的陽氣底子就給磨去了幾成。氣虛不是小事，會引發很多後續的問題。津液，可以理解為西醫所說的內分泌液、組織液等，它和血液的流暢，靠的是充足的氣的推動，就像蒸汽式火車需要動力才能在鐵軌上行駛一樣；**陽氣就是動力，氣血運行的通道；經脈和絡脈就是鐵軌**。動力不足，津液和血液都走不動——津聚成痰，血滯成瘀；痰和瘀，一個在血脈外邊堵上，一個在血脈裡邊堵上，不但給津液和血液的通行增加困難，還會引發「不通則痛」的疼痛問題。**當她整體的陽氣不足，溫暖不了子宮，寒、痰、瘀交織在這裡，就開始痛經**。

這個女孩一開始用〈血府逐瘀丸〉和艾灸，都能管事，因為直接祛瘀、祛寒，這個「不通」

被打通了，痛經就會好一些。為什麼後來這些個辦法不管用了呢？因為**這些活血化瘀、溫經散寒的法子有一個前提條件——氣血相對充足**。如果那經脈裡頭的瘀血、氣血都被排得差不多，又沒有及時補充進來，有將無兵之下，這些丸啊、散啊的力量朝誰使勁呢？何況還得益陽氣、養陰血，**她的經水顏色已經說明了這個問題：從深到淺，就是沒血色**。

這個時候小肚子的痛經變成全身難受了，**她說的上吐下瀉，其實是「氣機厥逆」，中氣大虧，身體承受不了「五臟六腑注血到血海」這個大動作，顧不過來，這個中氣的運轉就脫鉤了；上邊的往上跑，下邊的往下跑。全身難受勁，更是因為血海空虛，甚至連腎水、這個天一真水都乾涸，要從四肢百骸來「抓血」，肯定難受**。

再一個，看她說的這些情況，可以感覺到她是一個心事重、有些固執的孩子，這也會加重氣血的消耗；長期伴隨氣鬱、血瘀，精神上全靠一口肝氣頂著，維持經期，跟脾土搶血。如果不及時疏肝解鬱、補氣養血，她的情況還會進一步嚴重：經水推遲，經色更淺，經量更少。我們前面說，月經是女人的生命之河，這河就處在乾涸的邊緣了。

這樣的女孩子要有醫生的幫助，慢慢調理能好起來。

古語曾言：「一方水土養一方人」，這話有大道理在——南方人到北方、北方人到南方，都應該主動去適應水土的變遷，調整生活習慣，入鄉隨俗。

從地理位置上來說，東方主「生」、南方主「長」、中間主「化」、西方主「收」、北方主「藏」——這就是一個地方的主氣。在南方習慣了「長」，生長得很旺盛，向外張揚，到了北方就要自己斂一斂，把氣血藏養好。

我們山西最出名的是什麼？「老陳醋」。這是有道理的，醋的味道是酸的，性子是往裡收的，最好的陳醋出現在山西，不是偶然，是必然。這裡的作物、氣候都帶有這個調調，才能在山西長得旺盛，用它們來釀造的陳醋，自然帶有很強的這種「酸收」的性情。

反過來說，北方人到南方去，會感覺到潮濕、悶熱，好像三溫暖的感覺，這就是因為身體適應了北方乾燥的空氣和四季分明的氣候，自動加溫加濕的能力不錯，但是排濕、利濕的能力就不夠了；可以適當地吃些〔藿香正氣水〕，祛暑濕。同時，**多留意一下當地人的主要食品，肯定是有這方面功能的，跟著多吃一點，換換腸胃的性情**。

6 痛經是求救信號

田原筆記

大多數女人都有過痛經的經歷，有的人輕、有的人重，都知道這是個特殊時期，有點不適也很正常。大多數做母親的會告訴女兒：「忍一忍就好了，不是什麼病。」閨密之間也都這麼互相安慰。於是，對於痛經，很多女人就不當大事「忍」了。

究竟如何看待這個「小痛小疾」呢？我覺得中里巴人一個看待身體和疾病的觀點值得深思：「對待自己的身體就要像對待自己的孩子一樣，應該關心它、幫助它、引導它、鍛鍊它，不要漠視它、壓抑它、強制它、仇視它。如果孩子犯了錯誤，我們更要去傾聽他的訴說，而不要一棒打死，或者交給員警、送進監獄。當然也不可放任自流。身體是自己的，猶如孩子是自己的一樣，**疾病就像是孩子的惡作劇，是孩子野性的一種宣洩，是一種巨大的能量，可以轉化為成長的動力。但我們往往敵視和恐懼這種能量，不惜耗費更多的能量來清除它。這無異是一種瘋狂的自相殘殺。」**

痛經，這個讓人頭疼的「孩子」，她在宣洩什麼呢？

王氏女科

如果說月經病是子宮的一個求救信號，那麼痛經無疑就是一個警鈴，即使一開始還不嚴重，忍著拖著也會拖出病來。在臨床上來看，很多因為不孕、子宮內膜增生、子宮內膜異位、宮頸和盆腔炎症而來我們這兒看病的人，在發病前很長一段時間裡，早就出現了月經不正常的問題，或者是日子不準，或者是痛經。這些女性的白帶也不會一點毛病都沒有，只是沒有月經這麼明顯，這麼容易發現。

痛經的直接原因，一個是不通，一個是不榮。中醫的原話是：不通則痛，不榮則痛——健康的身體不會無緣無故出現疼痛；有痛，說明有「不通」，或者「不榮」。

不通，就是氣血「堵」了，肯定是有瘀，特別是在月經來之前幾天，就開始小肚子疼的人，瘀象就很明確。再一個，經血裡頭夾有紫暗的血塊，可能是因為寒凝，也可能是肝鬱化火，火煎氣血成了血塊，要看看她平時的感覺。總之，瘀血是必須要化掉的，留在裡邊，每次經期都會生疼，而且會造成子宮的繼發疾病。造成瘀的原因，也就是身體的大環境，更是要及時全面扭轉。

二〇〇九年四月，我看過一個北京來的女子，印象很深。她經人介紹來找到我們，三十七歲，老北京人，結婚七年，一直生不出孩子，中間有過兩次異位妊娠，受精卵沒有順利進入子宮著床，在輸卵管裡扎了根，醫生採取切除輸卵管的辦法來中止妊娠；兩次異位妊娠，雙側輸卵管都已經被切掉了。

她和她丈夫趕到這兒來時，在心理上、體力上都已經精疲力竭。病人的丈夫尤其激動，說：「為了要一個孩子，我們等了整整七年時間！看過無數醫生，至今仍然沒有結果，只要我能有一個孩子，讓我幹什麼都行！我們現在已經做過一次試管嬰兒，但是由於卵子的原因，沒有成功。」

我們第一個問她的問題就是：「你這幾年月經什麼情況？」

果不其然，她說：「經常痛經。」

我接著問她白帶。

她說：「平時白帶量比較多，有時候像水一樣流下來。」

從痛經和水樣白帶這兩個症狀上，我就大概把握住她的問題了——虛寒不孕！……卵子生活在什麼樣的環境裡？這環境不改變，卵子能活下來嗎？她丈夫說試管嬰兒不成功是「由於卵子的原因」，未必。這種情況下，我就先不考慮她卵子的問題，先把痛經和水樣白帶這兩個很要命的問題解決掉，否則，卵子怎麼有正常的環境？

我就再問她平時喜歡吃什麼？這個女孩子說她以前是學體育的，運動出大汗以後，經常吃涼的，久而久之，就成了習慣。這對虛寒體質簡直是雪上加霜。單純寒，單純虛，應該還不至於嚴重痛經、不孕，她的體內肯定還有血瘀的問題。看了舌象，舌色淡白，舌苔水滑；再搭脈，沉遲無力，一派寒涼之象，少腹有寒凝血瘀實證。這時候，你不由得再一次感到中醫理論的偉大，因為**子宮外孕的辨證主要就是少腹血瘀之實證。這樣的身體條件，其實早已通過痛經來提醒她了，只是沒有引起注意，最後發展成兩次異位妊娠**。

《女科正宗》說：「男精壯而女經調，有子之道也！」

現在就要看月經這個關鍵指標了。我從整體來調理她的身體，健脾祛濕，逐瘀生新，溫陽止痛。最終目的就是培養和提高子宮的陽氣，這樣卵子就正常了，子宮也就有了孕育胎兒的條件！

兩個月以後，北京來電，病人試管嬰兒成功，並且是雙胞胎！這個保胎的過程可以說是任重而道遠，時好時壞，還有妊娠劇吐。當時我們的壓力也非常大，一對結婚七年的夫婦，為了要孩子，可以說歷盡千辛萬苦，在我們這裡調治後，終於成功孕育；如果保胎不利，孩子流產，我們的功德不圓滿啊！

在懷孕八個月期間，有兩個月的時間，她基本上什麼都不吃，全靠中藥來維持。連醫院的主治醫生都說，這樣行嗎？在這種情況下，她一直堅持到三十八週，剖腹順利產下一男一女，男孩兩千四百五十公克、女孩兩千八百公克。她丈夫高興極了，經常在夢中笑醒。

一個家庭，一對夫婦，孩子已經成為維繫一個家庭的重要紐帶，病人的丈夫說再沒有孩子，這個家庭就面臨解體了，所以說順利完成這項「工程」，是非常美妙的一件事情。且不說病人的那種喜悅之情難以言表，我們也替他們高興！

這個病例，是陽氣虛、濕寒盛導致的痛經。

還有一種痛經，是不榮——「榮」是什麼樣子呢？是一種很滋潤、很光鮮、很有精神的樣子。家裡種過花的人知道，土裡缺肥了，葉子就會發枯發暗，上邊那層「綠油」沒有了，這就是「不榮」。

人也一樣，只不過人的這個「綠油」是氣血的「蒸汽」，氣血不充足、熱量不夠，面色就會「無華」，沒有光彩。身體裡面也很困難，血海攢不夠血，用來灌溉子宮的經水稀稀拉拉的，子宮的土壤缺乏營養，不夠滋潤。**為了勉強達到一個基本的「營養」水準，它要從臟腑、經絡裡討來一些血，全身上下一到經期，就降低功率運行。**女孩子這時候就會覺得全身不得勁，怕冷，關節痠痛。大原則是要補益氣血，兼顧溫宮散寒。

不通和不榮很容易分出來，**不通的痛是「硬痛」，不榮的痛是「軟痛」。硬痛的痛感來得更重，位置明確，不想被按揉；軟痛是隱隱的痛，綿綿不斷，散在整個小肚子裡，揉一揉就會舒服一些。**很多時候，不通和不榮同時存在，就看哪個為主了。上一節說的那個從南方到北方的女大學生，她的痛經原因就是從不通，拖成了不榮。

《傅青主女科》中，對於經期的疼痛，很強調一個時間因素：**月經之前好幾天就開始疼，往往是硬痛，說明有肝鬱血瘀**，主方用〔宣鬱通經湯〕。**月經來完之後開始疼的，往往是軟痛。這類型的人，傅先生認為是「腎氣之涸」，因為腎水不足，涵養不了肝木，肝就跟脾鬧脾氣。**因為脾是生化血液的源頭，這個時候以安撫肝臟為主，主方用〔調肝湯〕。

現代醫學經過研究，發現痛經嚴重的人，以偏瘦的女性居多，這和過瘦時氣血不足有一定關係。但要說起痛經最早的原因，往往在於性格和情緒，就是一口氣不順，悶在心裡，反覆搗鼓，想不開，內心比較敏感，容易受到傷害。這是一個典型、容易出現肝氣不舒的群體。調肝，我們又要說到〔逍遙丸〕，確實適合很多人來吃，也適合很多痛經的女孩子，尤其是「硬痛」，不通型的痛經。

女孩子的健康，就要多看月經，如果發現白帶不對了，月經不對了，千萬別掉以輕心。

宣鬱通經湯（方劑僅供參考，請務必尋求合格中醫處方）

方藥	白芍（酒炒）、當歸（酒洗）、丹皮、山梔子（炒）、白芥子（炒研）、柴胡、香附（酒炒）、川鬱金（醋炒）、黃芩（酒炒）、生甘草。
服法	水煎，連服四劑。

調肝湯（方劑僅供參考，請務必尋求合格中醫處方）

方藥	山藥（炒）、阿膠（白麵炒）、當歸（酒洗）、白芍（酒炒）、山萸肉（蒸熟）、巴戟天（鹽水浸）、甘草。
服法	水煎服，連服三劑。

7 找回消失的月經

田原筆記

東北小城的一個朋友，家有小女兒，個頭高挑，臉蛋圓潤，總飄著兩朵紅雲，人人都說桃顏粉腮。小姑娘考學來了北京，家裡很高興，孩子將在首都的高等學府開始新生活了。

半年後，當媽的看到女兒，嚇一跳：孩子瘦了一大圈，像個被掏空的人偶，臉唇沒有一絲血色。問是怎麼回事？說這樣才美，開學後，宿舍六姊妹一起寫下瘦身計劃，貼在床頭：「這個月無論如何要減到五十公斤，がんばれ（加油）。」短短三個月內，小姑娘從七十五公斤減到五十公斤，能穿漂亮衣服了，清瘦的氣質也出來了，和時尚接軌了。

原來，社會的時尚觀已經深入這些高校，「瘦」風尚戴上「真理」的面具，指引校園的女孩子一味追求瘦身，小女兒在這裡付出了身體的代價：月經沒有了。

經過半年的中藥調養，月經才重新出現。之後的幾年，姑娘的臉色和白紙一樣，嘴唇也沒有血色，她自己不覺得有什麼異常，一切很好，在城裡，大家都是這樣的，以前村姑一樣紅撲撲的臉蛋，多麼土氣。

可是，她的母親很擔心，女兒的氣血很難再補回來，女人一生的大事即將到來，女兒的身體，卻一點準備也沒有……。

王氏女科

減肥減到閉經，真是元氣大傷！按西醫的分類，這是營養不良導致的繼發性閉經。

大學女孩的婦科問題，這些年愈來愈多，我們當地也有很多孩子到外地上學，回家過節時，母親領來看病，大多是月經不調的問題、痛經，或前後錯期，還有閉經。

都是在家裡好好的孩子，念高中也是在學校住宿，學業考試壓力大，有的孩子會有些輕微的月經不調，日子不太規律，或者個別的有青春期功能性子宮出血，但從大體上來說，月經病沒有這麼雜。

上大學的孩子，生活經常不規律，這是最大的問題。爸媽不在身邊，吃飯不好好吃，想吃就吃、不想吃就不吃。吃什麼呢？父母都不知道，除了正餐之外，孩子吃了多少路邊攤的東西：烤肉串、烤香腸、麻辣鍋和各式油炸小物。睡眠時間也不固定，現在的大學對學生生活方面的管理比較鬆，也是社會發展的一個趨勢，開放性提高，二十四小時供電，不統一熄燈，孩子們熬夜熬得厲害，夜裡餓了還出去找攤子吃宵夜。

我們家幾個兒子上的都是中醫藥大學，大氛圍還好一些，什麼行為是養生的，基本上還都是知道的。即便如此，在學生裡頭，作息不規律的現象還是不少。我兒子說，基本上每個宿舍都有一兩個這樣的孩子，自己不好好休息，還會影響到其他人的休息。這還是學醫的地方，那些非醫學院校的孩子，對飲食不節、作息不規律的傷害認識很少，想怎麼做就怎麼做，也沒跟隨上好的潮流，父母怎麼放心得下呢？

特別是農村孩子，好不容易考上大學，進了城裡生活，長見識了，也不知不覺丟了父母教給的一些純樸自然的生活方式，像這個東北小姑娘一樣，覺得紅臉蛋很土氣的，不在少數。

這就是城市裡一些不好的潮流，不符合生命智慧和生命規律的生活方式，滲進了大學裡。孩子們為了融入這種時尚，積極地改造自己。她們當中，很多人意識不到，這種所謂的骨感美，是病態的，一身病氣，哪還有精氣神好好念書呢？

人生有很多轉折點，大學的學習生活是一個關鍵的升級階段；但就現在的情況來看，可以說，它的光鮮朝氣之下有不少糟粕。這些彎路，其實是考驗每一個人的。有的人知道它的後果，但為了眼前的一些亮麗，她無所謂；但更多的人是不知道的，這些女孩子跟著學，根本不知道自己將要付出多大的代價。

減肥減到閉經的孩子，就是因為臟腑的養分太少，化生不出足夠的氣血來，身體自動調整能量的分配——保小命要緊，子宮那塊的生殖需要，先停了。一個月下來，沖脈這個血海根本攢不到多少血，腎中的天一真水正全力支撐脾胃，也不敢擅自發令說「下月水」。

三個月不來月經，就算是閉經了，必須停止減肥，並且要吃藥治療，不然，不僅僅是子宮這邊的週期發育被迫停止，脾胃被餓壞了，中氣大傷，腎氣被調用過多，元氣大傷，再補就很難了！為什麼那麼多人得慢性的胃病長年好不了？脾胃一天三餐都要消化東西，工作停不下來，又要用藥物幫它調休，不容易。到那時候，這個後天的氣血生化之源萎縮了，經水就真成了無源之水。

還有的女孩子是因為學業、感情的問題，有偶發性的、一兩個月的月經不調問題，原因是肝氣不疏，及時吃一點〔加味逍遙散〕，注意放鬆和休息，慢慢就好起來了。有些臨畢業的孩子，一邊熬夜趕論文，一邊到處奔波找工作，接受一輪又一輪的面試，太過緊張，也會出現閉經。出現閉經，開始會有些擔心，但論文和實習停不下來，那就先不管它，先拖著。

奉勸諸位年輕女性，別老以為自己身體底子好，這麼撐，以後是會出大問題的，生兒育女都要受影響。〔加味逍遙散〕備著，月經日子不準了就開始吃上，再吃點〔十全大補丸〕也可以。

閉經這個問題，除了卵泡發育不良的情況難調理一點，其他是可以通過一段時間的中藥調理來逆轉的。但是，西醫一般都用激素來治療，用上這些化學合成的激素以後，身體分泌激素的秩序會被進一步壓制。雖然這個月來月經了，其實好不好呢？不見得，她肝腎不足、肝氣不疏的根本問題沒有解決；你不給她好好疏通、好好補養，反而著急把月經催來，血海會更虧空，以後要生孩子時，會遇到懷孕難、保胎難和奶水少等一系列問題。做為一個醫生，病人不懂，難道我們也不懂嗎？我們必須為病人以後的生活和生命多考慮一點。

總的來說，除了多囊卵巢綜合症的病人，一般的閉經，我不建議西藥介入治療。

第三章

白帶，陪伴女人一生的甘泉

田原筆記

每個月的經水，給了子宮一次清澈的洗禮，女人在洗禮後獲得了重生：眼神清亮、臉色通透、體態輕盈、神采奕奕。

這是最明媚的時光，像陽春三月一樣生機盎然。

身體上個月淤積的塵土被一掃而空，胃口輕快起來，對一日三餐充滿了期待。新鮮的食物給了身體新的生命元素，帶來了一種生長的氣勢。子宮裡的土地重新開始吸收養分，溫熱的陽光，將這裡的水氣蒸騰起輕煙。家園，如同炊煙裊裊的村落，安樂祥和。

春天，是播種的季節，農民在田地裡迎接天賜的雨水，背曬春陽插下秧苗，歡喜地哼起了春耕的小曲。我們可以借此體會身體的變化。

卵子就是一株在卵巢這個苗床上培育出來的秧苗，幼小、嬌嫩，需要及時移栽到子宮的土地上。當然，能否扎下根來，有一個前提條件：與精子結合。我們的身體，會「全身全意」為精子和卵子的結合創造條件。

生命之河（經水）此時轉成了清溪（白帶），潺潺流淌在子宮的內壁裡，像田間的甘泉，維護著田園的清新，細細滋養著土地。輸卵管末端的小手輕輕接過卵巢排出的卵子，送到輸卵管壺腹部，這是卵子和精子的新房。身體的溫度調高了〇．六度，融融的暖意營造出一個小溫室。如果在兩到三天內沒有受孕，卵子就排出體外，凋謝了；如果順利受精，受精卵便來到子宮安家落戶。

整個春天，都是身體小宇宙所有成員的連袂奉獻。

你了解自己的春天嗎？你知道它的主旋律是什麼嗎？

案頭對話：卵子、帶下與生命智慧

田原：「我們之前談到，女人要多關注自己的月經，包括日期準不準以及來時的經色和經量。那麼，在兩次月經之間，考察女人的健康與否又該參考哪些指標呢？」

王氏女科：「**帶下，西醫叫『白帶』，但在中醫裡，就叫『帶下』**。因為『白帶』已經算是一種疾病的體徵了；不過現在一般都稱『下』為『白帶』，不特指疾病。**『帶』是指『帶脈』，帶脈是人體裡邊唯一的一條環形經脈，就在我們繫腰帶的位置，環繞身體前後一圈，前面溝通任脈，後面溝通督脈**。帶脈可不是光擺出一個腰帶樣子的，它就是我們的天然腰帶，足三陽經和足三陰經，這些上下直行的經脈都要靠它來約束，腰身才結實。肚子不膨大，不長贅肉，內臟不下垂，少不了這條『腰帶』的固攝。對女孩子來說，帶脈的作用更多了兩條：司帶下、固護胎兒。

「經水呢，反映的更多是氣血的狀況。而**正常的帶下是分配給生育系統的潤滑液，它的顏色、氣味和質地，能說明氣血之外的很多問題**，直觀可以看到的是『津液』的情況，相當於組織液和內分泌液吧，還有帶脈的固攝功能。」

田原：「如此說來，帶下也嚴格的按月變化？」

王氏女科：「帶下，說得寬泛些，就是子宮、陰道裡邊的潤滑劑，起一個濡潤、清潔的作用——『女子生而即有，津津常潤，本非病也』。它不像月經，有初潮和停經，它跟著女人一輩子，只是在女娃娃時，或者老了以後，量比較少，看不太出來，但都是一直有的；量極少的話，就出現陰乾症了。應該這麼說，帶下在女子發育成熟後、停經前這一段時間，量的起伏比較明顯，和月經一起呈週期性變化。

「**月經要來的前幾天，經水彙集在沖脈和子宮裡，帶下會稍有增加，做先行清潔，然後是兩次月經中間的排卵期，帶下的量是最多的，像蛋清，透明，質地清稀，是卵子的營養液。觀察到這樣的帶下，說明這幾天是排卵期，懷孕的機會較大**。現代醫學通過測體溫，如果在沒有感冒發燒的情況下，體溫升高攝氏〇．六度左右，標誌著卵子排出。古人沒有測體溫的方法，但他們也把排卵期說得很清楚，而且和『受孕能力』直接掛鉤：『胞中之水清和……，乃種子之的候（的候：排卵期），無病之月信也。』這是《血證論》裡頭的原話。」

田原：「因為古人看不到卵子和精子，所以通過它們的營養液來觀察。」

王氏女科：「對，但對於卵子和精子的這些雌雄種子的存在，古人很早意識到了，不過他們同時強調『種』和『養』，不是說光是有受精卵這些種子就可以的，還需要考慮孕胎的內在環境。可能也與古代是農耕社會有關，他們更多地把受孕的過程比喻成『種（種殖）子』——『種子』有幾大條件：『一曰擇地，二曰養種，三曰乘時，四曰投虛。地則母之血也，種則父之精也，時則精血交感之會也，虛則去舊生新之初也。』——『孕者，始於神而終於形。』很有哲理。」

田原：「說得真好！很感性的認識。」

王氏女科：「對，有很多種地、蓄養家禽的生活體驗。現代醫學借助了很多物理、化學的方法和技術，直觀明瞭，但是少了『關聯』；這些無形的聯繫是看不到的，必須通過描述，古人的描述是很生動的。」

田原：「那麼帶下也屬於女性身體的津液，津液的問題算是子宮的什麼問題呢？」

王氏女科：「能大體看出子宮內膜和盆腔的健康狀況，種子（孕胎）的這個環境好不好，是潔淨乾爽還是炎症彌漫。」

田原：「確實，這些問題，畢竟只能間接觀察。」

王氏女科：「其實，我們平時有很多機會可以從動物身上了解自己，比如說排卵這個事；殺過蛋雞的人，一定很容易明白，蛋雞的肚子裡往往有一串雞卵，大大小小的，綴在一塊兒，發育好的進入蛋腸，裹上蛋殼，排出來，就是下蛋。人的卵巢裡面，大致也是這樣一個過程，只不過雞沒有那麼成型的卵巢，也不在體內養胎。」

田原：「有意思，以前訪談樊正倫教授時，他說：『人得天地之全氣，物得天地之偏氣。』但終歸來說，萬物的氣運和生命的原理如出一轍。」

王氏女科：「是啊，平時過日子，做飯菜什麼的，在動植物的身上留心觀察一下，既能辨知這些食物新不新鮮、健不健康，又能對自身有所了解，比如豬肝、豬肉、里脊、豬肚，這些器官的樣子和構造，是很有啟發的。」

田原：「了解生命的真相，每個生命體都獲得了進入生命智慧的機會，並不單單是醫生，自己才是自己最好的保護神。我看雜技表演的時候，特別有感觸：那些平衡的分寸就在毫釐之間，表演者對自己每一寸肌肉的控制都達到了高度的精準，這裡蘊含著對自己身體的透徹了解，還摸熟了道具這些外物的脾氣，像轉手帕、扯鈴、轉傘、頭頂甕，要知己又知物，才能舒展自在。」

1 五行五色，分辨帶下異常

田原筆記

帶下，是女人察覺生命春天到來的第一個信號。

女人在幼時，就有白帶在滋潤下陰，到了「女子二七」，第二個七年的末尾，即十二到十四歲，月經即將來臨之前一段時間，清稀、透明、無味的白帶變得明顯多了起來，小姑娘們惴惴不安，生怕是病了。

隨後的月經來潮，按下了青春期的確認鍵。在接下來的日子裡，白帶和經水一唱一和，交替到來，一個負責子宮的清潤，一個負責子宮的清掃。

然而，白帶也並不總是那麼清潤，在婦科炎症的感染下，它呈現出一些異常顏色，還伴隨著搔癢、異味。用上藥，沒好一會兒又犯了，與女人的身體糾結、纏綿悱惻。而且，炎症分泌物對精子具有殺傷力，拖得久了，懷孕也成了大問題。

很多女孩子在網上問：「黴菌性陰道炎能根除嗎？」一般的回答都是：「可以治好，但容易復發。」

婦科炎症，真的會一輩子如影隨行嗎？

婦科炎症不是個小問題，位置不同，炎症彌漫程度不同，造成的後果可大可小。**輸卵管炎症會引發子宮外孕，宮頸炎症可能會導致不孕，如果長期不治，甚至可能惡化成癌症。這種嚴重的婦科炎症，是長期肝經濕熱和情志不舒導致的，誘因往往是人工流產、刮宮這些外來的傷害。**避開或者減少這些因素，會大大降低得大病的機率。

不過，輕度的婦科炎症是很多見的，結婚後的女孩子大多都有些炎性反應，或輕或重，和夫妻生活有一定關係。從中醫的角度來說，一方面吃點中藥治療，一方面主動改善生活習慣和飲食習慣，做好日常的保健，婦科炎症會減輕、消失，甚至是可以不復發的。

幾年前有一則報導，說是某醫院的婦科，十歲以下的「超小病號」愈來愈多，來看陰道炎、幼女外陰白斑、陰道異物、女童性早熟、青春期功血、痛經、生殖器腫瘤等等。甚至還有一個六歲的小女孩被診斷為陰道炎。現代醫學將病因歸結於沒有養成良好的衛生習慣，小孩子的衣服和大人一起洗，就傳染了這個病。衛生習慣的問題，確實是眾多炎症發病的原因。但從中醫的角度來說，**婦科炎症主要表現為「帶下病」，外界的病菌、病毒致病只是原因之一，關鍵問題還在於體質，我們還要依據白帶的表現，分析背後的原因。這涉及「帶脈以下」的整個盆腔，甚至要責之於全身臟腑。**

在早期，中醫看女人的問題，就只有一個病名：「帶下病」。不是「白帶」的「帶」，而是「帶脈」的帶。一是說白帶異常是因為帶脈不能約束，二是說病位主要在帶脈以下，相當於腰帶這個位置以下——這些盆腔的問題，都屬於帶下病的範疇。所以，**中醫認為，敲帶脈能夠緩解甚至治療婦科疾病，也可以理解為對卵巢和子宮等生殖器官的一種保養**。

我們不用盯著細菌檢測單來治療，只要調理白帶異常背後的體質，改善身體大環境，帶下病自然會好轉，不管它的異常處在盆腔哪個地方，無論輸卵管、子宮頸，還是陰道。

白帶的異常，總體來說，與兩種因素有關。其一，體內濕多，傅山先生在書中開篇就說：「夫帶下，俱是濕症。」；**其二，任脈和帶脈受到了傷害，對帶脈傷害最大的，就是縱慾和飲酒**。所以，在過去，沒有結婚，或者沒有兩性關係的女孩、室女，很少得帶下病，得病的大多是已婚的婦人。但是現在時代不一樣了，由於飲食多辣、多油、煎炸加工多，導致現代人體內濕熱內停，還在念書的小女生也出現了白帶發黃、或者白帶過多的現象。

很多人看到白帶異常、有異味，就以為這是不好的東西，是體內的垃圾，想快快除去。其實白帶也是身體的一種自然調節，是排濕排毒的出口。現在醫學所認為的細菌，一定是在女性體內濕熱過重的情況下，才有可能滋生。治療這類炎症，大法上說簡單也很簡單：清熱祛濕。大環境改善了，細菌無處生存，自然就消亡了。

這麼多人的濕邪都是怎麼來的？——時代問題，生活方式問題。**人吃五穀雜糧，就會產生濕氣；脾臟功能良好，才能夠將這些濕氣轉化開去**。如果因為喝冷飲、吃刺激性食物，或情緒壓抑等原因傷了脾胃，脾胃的工作效率就會低下，濕氣就會在身體裡滯留；鬱而化火，不但占地方，還會暗暗消耗正常的氣血津液。現代社會壓力很大，都在你追我趕的發展，國家和國家之間是這樣，行業和行業之間、單位和單位之間、家庭和家庭之間、人和人之間也都在較勁，搞得很緊張，緊張完了又很放縱，到處都是「橡皮胃」，一忙起來幾頓不吃，胃縮得小小的，一閒下來拚命吃，胃被撐得大大的，這樣身體怎麼能好呢？

古人講「愛人惜物」，這個講得特別好，同樣是過日子，一口煎藥的砂鍋，有的人家能用十幾二十年，有的人家用一年就報廢了，表面上是金錢的問題，實際上裡邊可講究的深了。用得久，說明人家用東西很「柔」，保養得好，砂鍋沒有受到大旱、爆火，陶土的溫度和濕度變化很和緩；用壞了，是因為沒考慮它的溫度和濕度的變化。溫度和濕度的變化需要一個過程，加熱時大火太猛烈，或者燒得滾燙的時候被澆了冷水，瞬間突破了砂鍋的承受極限，就報廢了。

由這些物品可以知道，**忽冷忽熱，使用壽命會大減，我們人的身體，也是一樣的**。生活也是，那種物質不是很富足，反倒和人、事物相親相惜，過得有情有義的生活，才是真正養人的。

說起來，現在人大多喜歡「打破節制」的生活，好像有節有制有度就是約束，就是呆板，生活每一天都要不一樣，這是很多年輕孩子共同的追求。古今比較，女人的生活改變更大，有些人說，現在的女人沒有一個不得婦科病的，有一定道理。身心的開放，在一定程度上對疏解肝氣有幫助，但過猶不及，太過了就會失去一種安定，其他臟腑會受影響，脾胃和子宮更是首當其衝。

中醫辨證講「陰陽」，講「五行」。「五行」延伸出來的有「五味」、「五色」，每一行對應一種屬性，傅山先生將帶下病按顏色分了五類：白帶、青帶、黃帶、黑帶、赤帶。每個顏色有不同病因，或脾虛，或肝鬱，或有濕，或有熱。

白帶

單純的白帶多，不分月初、月中，總是量多清稀。家有老人的話，老人們會說女人走白帶屬於寒氣。寒氣，就是冷的意思。**氣不足，會有些虛寒。特別是脾氣虛，守不住水谷精華**。傅山先生擬了一個〈完帶湯〉，健脾益氣又扶升陽氣，給濕氣打開了幾大通道：**補土掩水濕、疏肝氣蒸水濕、通小便利水濕**。直到今天還是婦科治白帶的首席方劑。在治療的同時，要忌生冷、甜膩的食物。

在西醫看來，只要是白帶異常，大多是婦科炎症，盆腔炎、附件炎、陰道炎等。我必須強調，這裡邊有很多是假炎症；像白色帶下病，絕大多數是假炎症，千萬別當炎症去消炎。

完帶湯（方劑僅供參考，請務必尋求合格中醫處方）	
方藥	白朮（土炒）、山藥（炒）、人參、白芍（酒炒）、車前子（酒炒）、蒼朮（製）、甘草、陳皮、柴胡、黑芥穗。
服法	水煎服。二劑輕，四劑止，六劑則白帶痊癒。

濕邪和熱毒交纏產生的炎症，有青帶、黃帶、黑帶和赤帶，傅山先生把每一種類型都講得很清楚。我們總結來講，**很多帶下病，忌食葷辣辛涼，並且一段時間的禁慾非常必要。清淡的生活，能扭轉體內的大環境，不然，用再多消炎藥也是徒勞。**

青帶

青色白帶，像綠豆汁一樣，有腥臭味，外陰奇癢，黴菌性陰道炎基本上屬於這一類。在中醫來說，**青本是肝木的顏色，所以又要從肝臟上找癥結。屬於肝經濕熱，與思慮過度、經常熬夜、喜歡吃大魚大肉和甜膩的食物有關**。肝屬木，樹木喜歡水的滋潤，但如果土壤長期潮濕不透氣，會捂壞了樹根，**肝想要擺脫濕邪，就會把濕熱之氣通過白帶傾瀉出去**。這時候，一方面要安撫肝木，另一方面，還要利水、利濕，給樹根一個清爽的生長環境。

方用〔加減逍遙散〕。在飲食方面，清淡為主，忌口辛辣、煎炸食物，少吃肉食。有條件的話多活動手腳，通通氣。

加減逍遙散（方劑僅供參考，請務必尋求合格中醫處方）	
方藥	茯苓、白芍（酒炒）、甘草（生用）、柴胡、陳皮、茵陳、梔子（炒）。
服法	水煎服。二劑而色淡，四劑而青綠之帶絕，不必過劑矣。

黃帶

黃色的白帶，像濃茶汁，有腥穢氣，是任脈的氣血暢通出了毛病。本來，任脈從口唇連到下陰，中間和帶脈相通，上邊的「金津玉液」（唾液）從上往下灌入任脈，清涼潤澤，又通過帶脈回到腎中，完成「腎水」的上下循環。如果下焦受了熱邪，津液就被蒸灼為濕氣，不能順利回歸為腎精，腎水不足，腎火就起來了，白帶就被熬成了濕熱的黃汁。必須把下邊的火清掉，給任脈中的濕氣一條出路，同時補益任脈裡被虧耗掉的精氣。方用〔易黃湯〕。

易黃湯（方劑僅供參考，請務必尋求合格中醫處方）

方藥	山藥（炒）、芡實（炒）、黃柏（鹽水炒）、車前子（酒炒）、白果（碎）。
服法	水煎。連服四劑，無不痊癒。此不特治黃帶方也，凡有帶病者，均可治之，而治帶之黃者，功更奇也。

黑帶

黑色的白帶，像黑豆汁，也有腥氣，有人會伴有小腹疼痛，小便時有刺痛感，外陰紅腫，面色也發紅，時間一長，面黃肌瘦，口裡總感覺又熱又渴，想喝冷飲。**這種白帶，是因為火氣實在太大了，一個胃火，一個命門火，一個膀胱火，再一個三焦火，煎熬全身，白帶變黑，是「燒焦」的表現**。可以用〔利火湯〕泄火，火退了，黑炭色也就沒了。

利火湯（方劑僅供參考，請務必尋求合格中醫處方）

方藥	大黃、白朮（土炒）、茯苓、車前子（酒炒）、王不留行、黃連、梔子（炒）、知母、石膏（煅）、劉寄奴。
服法	水煎服。一劑小便疼止而通利，二劑黑帶變為白，三劑白亦少減，再三劑痊癒矣。

赤帶

赤色白帶，就是紅色，看上去既像血，又沒有血色那麼鮮紅，有點兒鐵鏽色，流得也不多，就是沒事兒就出一點兒，像是漏下來的。這也屬於濕病，有肝火。**出現這種症狀，通常是思慮過度，傷了脾胃，又因為心裡悶了些怨氣**，自古女子多怨，就是這些因為家事、人際關係起的憤懣、委屈，成了一種放不下的怨氣。悶久了，鬱而化火，內傷得厲害，飯食吃不下，吃下去也一肚子氣，食物消化得半生半熟的，脾胃更差了，水濕又悶了一肚子。**肝藏的血滲到了帶脈，被濕熱灼燒，脾氣又攝不住，帶下就成了紅色。**〔清肝止淋湯〕，專治赤帶。

清肝止淋湯（方劑僅供參考，請務必尋求合格中醫處方）	
方藥	白芍（醋炒）、當歸（酒洗）、生地（酒炒）、阿膠（白麵炒）、粉丹皮、黃柏、牛膝、香附（酒炒）、紅棗、小黑豆。
服法	水煎服。一劑少止，二劑又少止，四劑痊癒，十劑不再發。

2 真假炎症分別治

田原筆記

說起來，女人有病，真是又可嘆又可氣，根子就是因為情緒，該放下的，放不下，還要為它費思量，還要為它耗氣血。女人的病，多半都從這滿心的情志起伏來的。可以說沒有一種病，比帶下病更讓女人感到隱晦和自卑，那種反復發作，好像一旦得上就永遠都治不好，沒處可說，只能自己默默忍受。

如此這般，我們會發現很多婦科門診永遠排著長隊，女孩子們被這些難言的苦惱糾纏不放，可是沒有人來責問自己的身體究竟怎麼了？用上抗生素，時好時壞，用得久了，產生了抗藥性，一次要比一次用的量要大。未來在哪裡？那個乾淨的身體在哪裡？

王氏女科

我們剛才說過，白帶是濡潤子宮和陰道的，健康的時候不帶過重的顏色，透明，無異味。

我們平時問診，**第一個問月經，第二個就問白帶；一個金標準，一個銀標準**。

從白帶的顏色、氣味、質地，其實能一眼看穿子宮。白帶潔淨、無異味，說明子宮裡也很清淨；白帶帶色，有味道，那就是子宮及其周圍染病氣了。

就像看一個人，她美不美，不用參考什麼審美條例，我們完全可以憑直覺「感覺」得到。健康人氣色好，身上整潔，口氣清淡，談笑自然，不會露出病容，不彆扭，那就是身心都安樂，就是美，和她（他）說話，你覺得輕鬆愉悅。如果一個人看起來不對勁，仔細觀察，聊一聊，肯定她（他）是身體有不舒服的地方。

養孩子，看著孩子從小長大，能加深父母對這些細節的體會。病氣，是確確實實存在的，孩子生病之前，都會或多或少鬧一些小彆扭，不吃飯了，幾天不大便了，晚上愛哭鬧，沒精神，不愛玩耍等等。人長大了也一樣，只不過將更多心思放在學業、工作、家族事務上，對身體的感知被腦子過濾掉了。

現代醫學所謂的「炎症」，其主要表現為紅、腫、熱、痛、白細胞增高，不論身體的各個部位，只要出現以上症狀，就謂之「炎症」；炎症，就被導入為一個純粹用抗生素來消炎的問題。

但我們通過臨床幾十年的觀察發現：炎症有冷、熱之別，治療過程中也得重視「冷、熱」炎症之分。從本質上來說，**「冷」炎症不是真炎症，「熱」炎症才適用消炎療法，如果不問冷熱，通通用抗生素，有的會愈治愈糟糕。**西醫上還有愈消（炎）愈冷的虛寒性肚子疼。「炎症」的一個「炎」，兩個火字，火氣上沖的意思，誤導了好多人。

從我們病人的情況上說，究竟是熱證、還是冷證？……「熱者寒之，寒者熱之」，這是治療大法。比如說熱型炎症，治療當中用「清熱解表、清熱下火、清熱解毒、清熱利濕」之藥；寒型炎症則相反，它缺的就是火，缺的就是溫熱，必須用「辛溫解表、溫化寒涼」之藥。臨床上，常見的泌尿系感染和婦科的盆腔積水等，都屬現代醫學炎症類疾病。可是在中醫治療時，我們必須具體辨證，才能得到良好的治療效果。**女性的一些白帶異常情況，如果一個中醫一聽說已經有西醫診斷為炎症，就讓你吃清火藥——注意，這個醫生不是好醫生。**

在中醫來看，關鍵要看脈象，根據脈象的強弱來分辨。**脈象比較大、比較數（快）、比較強的可以用抗生素。脈小的就不能用了，說明她體質虛。**脈象可以很好地看出症狀，尤其在腑症上，右手的脈是比較主要的。

總的來說，白色帶下病是假炎症，其他帶下病則大多是真炎症。

真炎症的一系列症狀是什麼樣的？……**白帶氣味很大，有味道說明是熱證，濕熱；再就是帶下黏稠，陰部不舒服，灼熱搔癢。**現代醫學宣傳說，女性這種疾病出現的原因，是由於性生活不潔，或者不講衛生，但在中醫來看，還是離不開肝，因為情緒、飲食各方面的原因，使得肝經濕熱，肝經「循陰器，繞陰器」，和帶下有這麼一個連帶關係。

女孩子有了「炎症」，最好找中醫看看脈象，分清真假，對「證」下藥，調理調理就能好。

3 別讓消炎藥給消滅了

田原筆記

很多女孩子在網路上問，黴菌性陰道炎能根除嗎？一般的回答都是：可以治好，但容易復發。然後打擊了很多人，覺得這種「倒楣」的病一輩子都要如影隨行。

有辦法可以不復發嗎？當然有，這是中醫的絕活。

有炎症的人，最明顯的表現，就是白帶的異常。所以《傅青主女科》的第一章，就說了帶下病；並且開篇第一句，就是「帶下俱是濕症」，不管是哪一種白帶，病根都在一個「濕」字上。

我們都喜歡豔陽高照的大晴天，整個人都覺得舒爽；相信沒有多少人願意成天都待在陰雨綿綿的環境裡，身上總是黏乎乎、不爽的感覺。但偏偏，現在人的身體裡面，極少是一個溫暖舒爽的環境，因為吃辣、吃涼、開空調，把濕氣都憋悶在身體裡，每一天都陰雨綿綿。

最潮濕、悶熱的三伏天裡，食物腐爛、發黴得最快，我們如果讓自己的身體也成天陰霾，又怎麼會不發生變化？那些或青、或黃的白帶，就是體內濕熱的產物。中醫管這些症狀叫作「帶下」。

王氏女科

說到婦科炎症的問題，就不能不多說說這個「炎」字。在《說文解字》中，炎跟火密不可分，既表示火焰、火光，也表示熟透的食物。總之都是熱的。

而現代病理學中，炎症，是機體組織受損傷時所發生的一系列保護性反應，以局部血管為中心，典型特徵是紅、腫、熱、痛和功能障礙，看上去就是一派「火熱兇猛」的盛象，就要滅火。消炎藥起的就是這個作用。

現在，幾乎每一種婦科炎症，甚至其他常見病，都被當作起火了，用滅火法來治療。我們常常聽到有人說：我嗓子疼，是不是扁桃腺發炎了？或者說，這幾天拉肚子，估計是得腸胃炎了，下了班去買點消炎藥。**整個社會都習慣了消炎，似乎是萬能鑰匙；而更多的問題也就出現在「消**

炎」，**這個看起來合理合法的行為上**。

這個炎症的「炎」字，是現代醫學的病名，其實，也是那時候西學東漸，翻譯上出了問題。現代醫學從英文譯成中文，這中間有不少遺留問題，東西方文化的差異太大，太過著急，就在翻譯時輕率地套用了中醫的病名、中醫的術語，其實它們是不能一一對應的。

比如說，中醫說的脾胃，和現代醫學說的脾（包括胰腺）和胃，就不同；中醫說的臟和腑，指的都不單單是一個器官，而是有連貫的屬性，是放在全身這個系統裡邊來說的——這個系統，就是中醫的生命觀，它在根本上就和現代醫學不同。

「炎症」也是這樣，兩個「火」字反倒回來把中醫給誤導了！中醫本來看病就從「體徵（癥）」入手；「徵（癥）」就是「象」，表象、現象。「炎」字兩把火，不就是大火？大火不就是實證？實證不就該用寒藥？一路就這麼想下來了，就用清熱解毒的中醫消炎法。其實，一般醫師理解為熱證的這些炎症，只是感染細菌或病毒引起的感染性炎症，**非感染性炎症不一定是熱證，消炎會雪上加霜**。

舉一個例子。有一個七十三歲的老太太，女兒是西醫大夫。老太太尿失禁，女兒拿〔三金片〕（清熱解毒、去實火的中成藥）給她吃；吃了以後更嚴重了，躺著不尿，一站起來就尿，一動就尿。實際上就是消炎消錯了。女兒認為是泌尿系統炎症，在害自己的母親都不知道。

躺著不尿、一動就尿，這是什麼問題？這就是元氣不足的問題，氣不足，不能收斂，尿水就出來了。用現代醫學的話說，就是膀胱括約肌的肌肉收縮力不行，沒力氣。來找我們看病，開了六副補中氣、溫腎固胞的藥，吃完以後就控制住了，**但她過一段時間還是會復發，因為吃涼藥吃**

傷了，加上年紀大，肝功能不足了。

還有一個婦女，是山西本地人，四十二歲，生了一個孩子後，在子宮腔內置入避孕器。前年入夏時，患了泌尿系統感染，用抗生素消炎，治了三個月，沒有好轉，來我們這裡就診。她那時就是小便多，清長，但小便時並沒有疼痛感。聽她這麼一說，我就大概知道，她下焦有虛寒了。

一般來說，「紅、腫、熱、痛」才是實熱證。然後她就說老感到腰困、累、沒力氣，再搭脈，脈象沉遲、滑而無力；一看舌苔，苔白舌淡，明明白白的氣虛寒滯。**因為現代醫學用的抗生素、消炎藥太多，導致她身體裡的菌群失調，膀胱溫度下降，也就是中醫說的「腎陽氣不足」，機體免疫功能失調**。而膀胱是負責儲存尿液和排出尿液的器官，溫度下降，就是受涼；血液循環減慢，排尿口的一圈肌肉收縮功能減退，收不住小便，才會尿頻、尿急、小便清長。馬上停了消炎藥，用溫陽補氣、溫化寒濕的方法，開了〔加味補中益氣湯〕，連服六劑，痊癒了，到現在都沒犯過。

加味補中益氣湯（方劑僅供參考，請務必尋求合格中醫處方）

方藥	黨參、白朮、當歸、黃耆、升麻、柴胡、陳皮、巴戟天、燈心草、金櫻子、乾薑、甘草、肉桂、通草。
服法	生薑三片，紅棗兩枚引，水煎服。

現代醫學的消炎藥，包括抗生素、激素（甾體類藥物）和非甾體類藥物（注五），如阿斯匹林、布洛芬等。抗生素消炎是針對感染性炎症，直接把引起炎症反應的細菌和病毒殺死；其他兩類藥更多用在無菌性炎症上，激素可以強制修復發炎部位，阿斯匹林、布洛芬等能解熱鎮痛。

抗生素和激素，這兩「素」，一個寒傷陽氣，一個盜用陽氣，都會造成依賴，不能真正把身體的免疫力扶強、扶大。**特別是抗生素，按中醫的理論來分析，是大寒的，因為它起的就是清熱解毒的作用，不是寒涼藥沒有這個功能**。如果這個「炎症」本來就是從受寒來的，只是繼發有一點炎性反應，用中醫的話說，根本是個「假炎症」，還能用這些個寒涼藥嗎？用了就反了。

即使是治真炎症時，同樣都用寒涼藥，中醫的「清熱解毒」和現代醫學的「消炎」也不完全一樣。一個是把身體和外界看成開放的整體，所謂「流水不腐，戶樞不蠹」——長年流動的水不會腐臭，天天開關的門軸不會被蟲蛀；把身體的氣血通活起來，悶濕一掃而空，病菌無處落腳，活不下來，被排解出體外，身體就解了困。

一個是把疾病的誘因當成敵人，要趕盡殺絕，反而老碰到「春風吹又生」的棘手問題。**有人把抗生素比作農藥，農藥一代代更新，蟲子**（細菌、病毒）**也一代代升級，愈來愈不把農藥當回事兒；而且，農藥會在植物上有殘留，抗生素在身體裡也會有殘留！**

過去的衛生條件不好，加上後來吃食特別豐盛，人體裡邊積熱、積濕多，消炎藥一上來，見效特別快；大家覺得「消炎藥」是「有病能治病，沒病能防身」，現在用過了，寒藥傷人了，看看那些副作用的報導吧，一個接一個，都是輸消炎藥水輸得「冷死」的人！

其實，這些寒藥用反了，身體早就有一些不對勁了，只是大家都以為是消炎還沒消夠，依我看，這個全民「消炎熱」才需要大力地消消炎！

寒涼藥傷陽氣，就是「人活一口氣」的這口氣，但這種傷害是悄悄發生的，既不疼也不癢，不痛不癢可不是什麼好事，那是沒力氣或者故障了，警報發不出來。如果要找出一些痕跡的話，那就是大病不犯，小病不斷。

比方說，經常拉肚子的毛病。引起拉肚子的原因有很多，有吃壞的，但那就偶爾犯；長期不好，反覆犯的，大多數就是氣虛受涼。這種肚子疼，排的是水便，現代醫學有時候會診斷為慢性腸炎，但用消炎藥是治不好的，要用溫熱藥，自己做點熱敷也能養好來——**把大粒的粗鹽加一點花椒炒熱，將它放在布袋裡，放在肚臍眼上捂肚子，過上一刻鐘，肚子就不疼了，稀便也可以慢慢恢復**——這種熱敷的方法，也適用於小腹寒涼，婦科病反覆發作的女孩子。有些剛生了孩子的婦女，月子裡受了風寒，經常腹瀉，吃什麼藥都不見效，這個方法也管用。

陽氣受損，不光是拉肚子，還有的是便祕。我太爺爺治的一個病人，大便乾，用大黃、芒硝這些大寒的瀉藥都通不到。我爺爺說過一句話：「**男人女人大便乾，乾能乾成刀。**」要仔細領會這個「刀」的意思，刀在腸子裡，又硬又鋒利，會要命的，最後用啥通的？用〔附子理中丸〕通的，用熱藥通的。因為乾的原因不是熱結便祕，是凍住了，腸子沒溫度、不能蠕動。〔附子理中丸〕裡的附子和乾薑都是熱藥，增強了血液循環，給了腸胃溫暖，讓它有了動力，所以最後通便了，靠的是腸子自身的蠕動。

注五　甾體類藥物、非甾體類藥物：甾體說的就是類固醇類物質；非甾體抗炎藥（non - steroidalanti - inflammatory drugs, NSAIDs）就是不含甾體結構的抗炎藥，這類藥物包括譬如阿斯匹林、譬如布洛芬……，具有抗炎、止痛和解熱作用。

4 烘乾女人濕冷的盆腔

田原筆記

一位朋友是商人，不懂醫，但對中醫很感興趣。年初，他上大學的女兒在上課時突然小腹疼痛，還有點兒發燒。朋友在外地開會，他的妻子是位西醫，連忙帶孩子到醫院檢查，確診為盆腔積液。

現代醫學認為，盆腔積液是盆腔裡子宮內膜或附件發炎後滲出的炎性物質，多發生在子宮直腸陷窩等盆腔內位置較低處。朋友的孩子在醫院打點滴、吃抗生素，總算把疼痛消下去了，但積液卻沒有明顯減少。後來吃了半年的藥，病情反反覆覆。

朋友覺得這病吃消炎藥不太對勁，女兒比以前更怕冷，再給她用寒涼的消炎藥豈不是雪上加霜？他在網上查找盆腔積液的相關資料時，看到《黃帝內經》中有這樣一句話：「積之所生，得寒乃生。」這本來是說癥瘕積聚，即腫瘤生於寒。但這句話點醒了他：一切液體，都屬水，都屬陰。一灘水撒在那兒了，陽光充足的話，是能夠被曬乾的，陽力不足，才會積下來。

他便讓女兒做艾灸，把五根艾條捆成一大柱，在小腹上來回的巡行著熏烤。剛做一次，女兒就說肚子發脹。他又開始琢磨為什麼發脹，後來琢磨通了，是艾灸的熱量正在

「蒸發」盆腔裡的積液，「水」遇熱就要氣化，這股氣憋在肚子裡出不來，就感覺脹。那就簡單了，出不來就給它推出來，他讓女兒做推腹，從胸骨下方往小腹下邊推。推了三四次，放了幾個屁，肚子就沒那麼脹了。

前兩天見了朋友，他說女兒去醫院檢查，積液明顯減少了，而且，原來白帶多、痛經、腰痠的症狀都沒有了。

王氏女科

其實，他女兒的這個盆腔積液，不是突然的，之前肯定犯白帶一段時間了，要不然不會有積液，積液都是積攢來的，是現代醫學說的慢性盆腔炎症導致的。在中醫來說，到了有積液的時候，基本上沒有什麼實熱證了，大多是寒涼病，這盆腔積液，簡單說就是肚子裡有冷水。

盆腔就像是一座房子，房子裡頭裝著子宮和附件，包括卵巢、輸卵管等等，全都擠在這個盆腔裡頭，現代醫學所說的盆腔炎，從這個角度來說，就有些籠統，畢竟盆腔裡面包容的東西太多了。不過，在中醫裡，這盆腔的積液問題，無論在輸卵管還是在盆腔內膜，大原則是一樣的。

家裡什麼地方最容易積水？肯定是廚房、浴室的角落。為什麼其他地方就沒這麼容易潮濕？一是因為這些角落容易藏汙納垢，一是背陽，少光熱，過於陰寒，給它一點兒溫暖，濕氣自然就被烤乾了。盆腔裡積液的地方就像家裡那些微小的角落，這個房間進入了冬天，氣溫低，愈消炎、愈降溫就愈糟糕。其實倒過來治的話，很好解決，靠點陽氣，一暖就烤乾了。**最簡單的辦法就是用艾條熏烤，或者熱鹽袋、熱水袋熱敷，這相當於是從肚臍眼輸進去熱量，一熱以後，氣血循環好，就把這些所謂的炎症滲出物給吸收了。**

千萬不能消炎，愈消炎冷水愈多。前一段時間，有一位女士就是因為盆腔積液來找我們。三十出頭的年紀，在鐵路局工作，生了孩子後，裝了避孕器，這兩年經常感到小肚子難受，白帶很多，檢查出是盆腔積液，以為是避孕器的問題，就把它取了出來，又開了抗生素和金剛藤膠囊（成藥，清熱解毒、化濕消腫。一般用於濕熱下注所致的帶下量多、黃稠，經期腹痛；慢性盆腔炎、附件炎等。孕婦忌服），白帶更清、更多，月經週期也開始不規律，經血淋漓不斷，來這裡看病時心情很急、很苦惱，情緒很不好。她就是由於**消炎過度，盆腔血液循環被破壞，溫度不足，陰陽失調，傷了陽氣，所以久而不癒。**考慮到她情緒很差，我們用了〔加味逍遙散〕配合傅山先生的〔化水種子湯〕加味，一邊平肝氣健脾胃，一邊溫陽補腎化水濕，盆腔得溫，水濕自化。吃了八劑藥，帶下病消失了，後來到婦科超音波檢查，一切正常。

〔化水種子湯〕是傅山先生的一個經典方子，這個方原本治的是不孕，以及懷了小孩後，羊水過多，化血清瘀也可以用。原理是溫陽化水，就像春天來到，太陽一照射，寒冰都化了一樣。

如果盆腔積液還伴有比較嚴重的帶下病，外陰不適，可以用艾條溫灸外陰。會陰處皮膚薄，要注意掌握溫度，不要太燙，溫和一點就可以。

加味逍遙散合化水種子湯加味（方劑僅供參考，請務必尋求合格中醫處方）

方藥	黨參、白朮、巴戟天、菟絲子、雲苓、炒芡實、車前子、肉桂、當歸、炒白芍、柴胡、醋三棱、醋莪朮、香附、水蛭、炙甘草。
服法	生薑五片為引子，水煎服。

治療盆腔積液，艾灸中極與會陰

方法	仰臥或坐位取中極穴，懸灸二十到三十分鐘；再俯臥，取會陰穴，用艾條雀啄灸，二十到三十分鐘。灸時，以局部皮膚稍紅暈而不灼熱為度。每天一次，嚴重者每天兩到三次，十天為一療程，中間休息兩到三天，再做下一療程，連續兩到四個療程。
功效	補腎通淋、溫經通絡、行氣活血、祛濕逐瘀、消腫散結。對盆腔積液、慢性盆腔炎、外陰炎症均有治療作用。

總的來說，女孩子要想身體好，一個是溫暖，一個是疏理肝氣。溫暖就是給身體陽光、動力。消肝氣，還是強調說，女孩子，關鍵問題還在於情緒，逍遙起來病痛就去了大半。

在飲食上特別要忌冷的、辣的、甜的食物。適當的每天早上吃點生薑片，平時吃點茴香也可以。做菜時可以擱點花椒，花椒是熱性的，擱在菜裡和擱在鹽粒裡炒和熱敷是同一個道理。

剛才說的被錯誤消炎的「炎症」，包括輸卵管不通、卵巢囊腫和盆腔炎，都能夠根據這個大法治療。我們還曾經用〔化水種子湯〕治過慢性結腸炎，古人真是太智慧了。

第四章

子宮，被草菅的女人第二顆心臟

田原老師，您好：

雖然我們只是陌生人，可是此時我有一種衝動，一定要找人述說這些事情，也唯有你，離我有些近，真實的距離卻很遠。希望不要覺得我是一個壞女人。

與男友相愛三月，他的俊朗和溫柔終於打動我，我們有了第一次的親密接觸。相愛情急，我們如同新婚，總是迫不及待地品嚐相愛的滋味。

男友不喜歡「隔靴搔癢」，儘管每次做愛，我仍然要求他做好安全措施。幾次下來，男友不甘於這種有隔膜的「愛」，於是就幫我算安全期。雖然，我明知安全期並非絕對安全，一兩次的拒絕後，拗不過男友的請求，心裡一軟，就依了他。

男友初嚐「體貼」的甜頭，再也不肯戴回「安全帽」。

終於，老天沒有眷顧我，輪到我進手術室，去完成一項使命。

躺在冰冷的手術臺上，四周都是慘澹的白，我抓著衛生衣，顫抖著問同樣慘白的醫生：「真的不會痛？」醫生回以寬撫的笑容和堅定的回答：「放心，沒事兒。」

麻醉藥發生作用時，眼前的一切，就像煙熏中的影子，模糊、扭曲。

男友挑了一家頗有威信的大醫院，整個手術過程確實像宣傳中所說的一樣，用藥後約三十秒，進人睡眠狀態，在毫無知覺的情況下完成手術，整個過程僅需五到七分鐘。等到清醒時，果然沒有痛感。週末在家休息了兩天，星期一就照常上班了，誰也看不出異樣。

人工流產的麻醉劑效果似乎沒有完全褪去，它依然能麻醉我的神經，使我對男友的要求不再那麼嚴格。儘管不想再回到那間慘白的房間，不想再躺上那張冰冷的床，如此輕易就能解決「麻煩」，還是讓我有意無意地疏忽著防範。

而後，理所當然，第二次、第三次懷孕。

此時的我，已經不再恐懼，我可以勇敢地一個人走進手術室，不曾想在勇敢背後，創傷卻在黑暗中一點點蔓延，如同潑灑的墨汁，預謀浸染我的生命。我的皮膚從白皙紅潤變得上了臘一樣萎黃，每天的臉色，都像風雨欲來的天空，暗沉、灰澀，對性愛的需求愈來愈少，甚至有時會覺得痛苦。

我似真似假地對著男友抱怨：「老公，都怨你，害我進了三次手術室，害得我現在變成『黃臉婆』。」男友卻像在聽一則事不關己的廣播，逕自翻著手裡的報紙，淡淡地回我：「別胡說，人工流產不可能有傷害。」

我們的感情變得淡了，很難說是什麼原因，儘管，每次我都忍著乾澀和疼痛極盡討好。我害怕失去他，我真的很愛他。為了減少傷害，我開始偷偷買避孕藥來吃。直到一個月前，又意外地懷孕。

這次，大夫不會笑著跟我說不會痛了，他說：「子宮壁和子宮內膜都受到了嚴重傷害，如果放棄這次機會，以後能不能懷上孩子很難說。」

我沒什麼感覺，不想哭，沒有覺得震驚，就是覺得有些無法呼吸，憋在胸腔裡，很難受、很委屈。或許從走進婦科醫院那天起，我就注定要用健康補償逝去的小生命。

之後的日子，各種婦科炎症慢慢找上我。做愛時，更難感受到快樂。

我偷偷吃藥，勤快地換內褲，不敢讓男友看出一點點痕跡，卻終究沒能留住他。三天前，我們分手了，不能說埋怨他，畢竟我們給過對方快樂，可是，我想告訴每一個女孩子，不要輕易放下你的堅守，有些東西不是失去了，而是你主動放棄了擁有的權利；也想告訴每一位男孩子，如果真愛，就停止正解開鈕釦的雙手，除非，懂得守護她。

田老師，很冒昧寫了這樣一封信，也許還說了些不該說的話。買到您的《現在女人那些事兒》已經是半年前的事，當時只是因為一份好奇，如今，我把這本書擺在我的枕邊，那個男人曾經占據的位置。

這次，我要好好地讀它。其實已經看到您跟柴教授向我們女人說的話，我想，這次，我要尋找到做為一個真正女人的位置。（讀者來信）

田原筆記

這是一封沒有地址的來信，收到它時，正巧一位久未見面的女學生從遠方打來問候的電話。曾經，這個女學生迷失在一位中年富商所製造的幸福幻象中，也曾為他流掉過一個孩子。幸好，今天，她已經走出迷障，有了幸福的小家，貼心的丈夫和一個可愛的兒子。

有人說，愛情是女人的全部。我倒不這樣認為，**子宮才是女人的全部**；因為在這兒，承載了女人全部的情感、全部的美麗，也承載著生命的延續。它不僅僅只是一個享受性高潮，存放生命種子的容器。**它有生命、有溫度，也很脆弱，它是深藏於女人小腹中的第二顆「心臟」**，怎可任意踐踏！

之所以將這封信抄在書裡，是希望戀人們看到女孩的忠告，也希望這位女孩能看到我對她的祝福，也可以與我聯繫，看我是否能夠幫助你。人除了天命不可逆轉，有許多事，只要悟到了，肯回頭，身後永遠有一片美好的天地。

希望女孩的故事，能讓女孩、女人們，開始一場新的思考——對子宮的思考。

1 子宮的掙扎與失守

田原筆記

女人多信命，這不是沒有來由的。天意暗授女人以生育大業，有「月信」和「白帶」為證。當這些與月亮同步的信件在顏色、數量上報告了異常的消息，或者突然造訪，會令女人心裡發慌。

在王氏女科的診室裡，遇到一位四十八歲的病人，兩年前查出子宮裡有一個小肌瘤和內膜增生，做了第一次刮宮手術後，陰道出了一個多月的血，醫院讓她一再刮宮，兩年裡刮了三次，刮了還繼續增生，繼續出血。主治醫生無法止血，告知她：如果再止不住流血，唯一的辦法就是切除子宮。

但即使是一位沒有多少文化的女性，潛意識裡也將「保護子宮」當成一種信念、一種天職，不到迫不得已，絕不能放棄堅守的。

據有關資料統計，功能性子宮出血在育齡婦女中的發病率為三十%，停經前期功血發病率則高達五十%。也就是說，**平均每兩三個女性之中，就有一個可能遭遇功能性子宮出血**。功血發病之普遍，讓人難以想像。

患有子宮內膜增生、異位，到後期發生功能性子宮出血的女性，她們除了身體受罪，忍受疼痛，心裡更承受著無盡的驚恐和煎熬。她們的子宮，在掙扎著重生，然而，它的大沖洗表現為漫長而反覆的大出血，看起來很嚇人，就像是生命力即將流盡，帶來了深深的恐懼——生命可會就此乾涸，子宮內膜可會因此發生變異？

於是，首先想到的就是要儘快止血。現代醫學的刮宮和補充雌激素，都是以止血為目的治療，卻效果不彰，容易反覆發作。

對於出血背後的真相，我們則需要更多的思考。

王氏女科

這是個出血比較嚴重的病人，去年中秋節，她因為這個病，連飯都不能吃，止不住地噁心，子宮跟生小孩的感覺一樣，疼、下墜。現在血止住了，月經也正常了。病好後胃口也好了，不犯噁心，有精神了，睡眠品質也比原來好。

類似的例子，在我們幾十年的臨床中看過很多，病人之前的醫生認為沒辦法止血了，就問她：「你有孩子了嗎？」病人說：「有。」醫生就告訴她說：「那就切了，子宮就是養孩兒的容器，有了孩兒就沒什麼用了，只要不切卵巢，也不會引起內分泌失調。」**其實，因為卵巢疾病而切除卵巢的人也比比皆是。現在人對於子宮和卵巢的認識太膚淺了，在遇到子宮肌瘤和子宮內膜病時，選擇了簡單粗暴的摘除手術。**

中醫認為人是一個整體，每一個部分都是不可缺少也不可替代的。**我們不認為子宮僅僅是「容器」，內膜增生和出血也不僅僅是病態，它是子宮的一種自我保護、搶救行為！**

在中醫裡，這種表現為出血的婦科病，就屬於血崩。以中醫的取象比類思維來說，出血相當於洪汛，重要的是：一定要找到引發洪汛的原因，進而改善大環境，治理這方土地，而不是拋棄——因為**這是女人的自留地，唯一的立「生」之本，拋棄不起！**

自然界的洪汛，是河流迫於堰塞，或是水量超大後，出現的一種河道重建方式。堰塞或阻塞，造成這些水土流失，根源在人類對植被的亂砍濫伐、對土地過度的開發和使用上。

女人子宮發生血崩，相當一部分與計劃生育手段使用不當有關，比如說置入避孕器，手法不好的話會留下隱患，時間久了，避孕器跟肉長到一起去了，容易引發盆腔炎症。再有就是頻繁流產，這些都是對子宮的「硬傷」，或淤堵、或挖空，造成了子宮壁過薄或過厚，乃至呈現出薄厚不一的蜂窩狀，改變了子宮內部的生態環境，導致暗疾甚至不孕。這和土壤的分布不均、過於貧瘠等現象不是很相似嗎？

我們臨床上統計，**子宮內膜增生、異位的病人，大概五十％都有過計劃生育手段不當，或過度的經歷，這其中又以處理小孩——流產——對身體的傷害最大**。這種「不正當開發」，所導致的子宮「水土流失」，應該說，是伴隨現代化生活而來的，與自然界水土流失的逐年嚴重幾乎同步。

為什麼要出血？為什麼是以出血的形式？

根源就是這些積累的創傷，在子宮裡埋下了瘀滯點，或者是瘀血，或者是痰核，或者是氣鬱，或者是數者的交織。它們在子宮內膜上增生、積累到一定程度，影響了身體正常氣血的運行，造成子宮的收縮功能不好，身體就要通過出血這樣一種方式，發動洪汛進行「沖刷」，把瘀阻排出來，相當於出清子宮裡的「陳土」。

但是，因為子宮的收縮功能不好，對這個洩洪過程的控制就不能很精確，有時候甚至會失控，流血不止，該排出來的東西也沒能全排出來。其實，**婦科病的出血、乾、痛、癢，雖然造成了身體的痛苦，但它們同時又是身體的一種自救方式，是一種警報信號，唯有把這些都讀懂了，才有可能找到正確的解決方式，去安撫緊張的身體，治癒疾病。**

所以，我們祖傳的治療女人出血病的方法和很多中醫都不一樣，像出血出得厲害的情況，**我們就認為不能馬上止血，血一停肚子就疼了，必須順應身體的這種需要，它要走出去的東西，必須讓它走出去。**這個時候一止血，瘀血走不了，憋在裡面，馬上就肚子疼，新血通不了，就一直都好不了。

我爺爺和我父親教過我們一句話，也是中醫裡很普通的一個道理：「通則不痛，不通則痛。」還有一條：「推陳出新、逐瘀而生新。瘀血不走，疼痛好不了，好血生不了。」

所以我們治出血，用反藥，助出血的藥，開一張處方，三副藥，每副藥熬三次，三副藥一共熬九次，隔六個小時吃一次。別人看這個方子覺得，哎，出血了你怎麼還敢用這種出血的藥？其實就是要用這個藥，直接通肚子裡的瘀血，把子宮內膜清理乾淨，它就不出血了。這其實也是中醫上的「通因通用」原則，關鍵在於辨清出血的根本原因。像這一類的病，該通的時候必須通，該止的時候必須止。方子吃下去以後，你不要看她走血走得面色萎黃、貧血的樣子，那個不要怕，因為你本身就是用通血的藥。通血的藥裡頭就有補氣血這個功能，**鼓舞出陳，這個補進去的氣，也是給子宮動力，給腎臟動力。能量充足了，它們自己就把多餘的東西給排出來了。**

除了傅山先生的《傅青主女科》，我們再看張仲景的《金匱要略》，裡頭有專門的婦人篇，直到現在還在應用。張仲景提到了〔桂枝茯苓丸〕，現在臨床上普遍用來治療子宮肌瘤。其實通血也可以用它，有的病人就反應說：吃完這個藥之後，流血反倒多了。實際上，這個〔桂枝茯苓丸〕之所以能攻肌瘤，治療一些痛經問題，就在於它能活血化瘀，同樣是「通因通用」。

處理流鼻血也要用這個辦法，以前認為應該仰頭，往額頭上拍冷水，但是這種方法把鼻血都逼回去了，憋得慌，以後火氣一上沖就犯。所以現在的方法都是叫你別仰頭，讓它順勢流，一邊按按鼻子兩邊的迎香穴，放鬆一下，火氣排泄出來，就不流了。

在治療功血的時候，三副藥祛瘀要立竿見影，必須要達到這個效果，如果三副藥控制不了的話，估計那個病人就有點大問題了，控制不住了。祛瘀以後，通過脈象，通過吃藥的情況，看看子宮裡面的東西確實沒有了、清乾淨了，就可以改方，加上收縮子宮的藥，恢復她的免疫機制和身體其他功能。〔十全大補湯〕和〔逍遙散〕，都是恢復氣血的佳藥。〔十全大補湯〕裡頭是補氣基礎方〔四君子湯〕，加補血基本方〔四物湯〕，再加補氣的黃耆、補陽的肉桂兩味藥，補中散瘀。

王氏女科·醫案一

李某，女，四十九歲，山西介休市義安人，生三胎，施絕育手術。一九九九年八月，突然子宮出血過多，一月之餘，腹痛、血內有塊，血塊如核桃大，甚至還有十公分左右之物，這就是現代醫學所謂的子宮內膜異位症，引起了功能性子宮出血；而且病理檢驗子宮內膜為巴氏三級（注六）。確診後要施行子宮摘除術，防止惡變。病人到山西大學第一附屬醫院辦理住院手續，準備手術。後經人介紹前來就診。

診其患者：呈貧血狀態，面色萎黃、神疲乏力、睡眠欠佳、飲食尚可，出血過多而造成患者精神緊張、欲哭、煩躁不安、口乾噁心，甚是可憐。診兩手脈弦滑而芤，尚且有力，此種脈象為還要繼續出血之象，況且宮內有異物，故而疼痛、流血不止，造成了患者特殊的痛苦。

此症本著「塞因塞用，通因通用；急則治其標」之大法，補腎調肝，佐以止血消塊之法，此症也屬中醫的崩漏之證，故而慎之治之。

方用傅青主女科之大法，〔補氣解暈湯〕合鬱結血崩平肝開鬱之法，加減治之，連服四劑後，囑其再診。

處方：當歸三十克、白朮三十克、白芍炭三十克、丹皮九克、生地炭十五克、三七參九克、貫仲炭十二克、柴胡六克、炙甘草五克、紅參三十克、黃耆三十克、薑炭九克、芥穗炭九克、靈脂炭十五克、血竭九克，炙升麻五克、血餘炭十二克。紅棗五枚為引，水煎服，四劑。

囑其此藥每副連煎三次，隔六小時服用一次。

復診：病人服藥後，排出血塊如饅頭之大，而且血少，腹痛已止，診其脈象芤小無力，此屬主症已控制，善後之藥必須跟上。

將上方再加白花蛇舌草三十克、七葉一枝花三十克、半枝蓮三十克，再服四劑後，血止，精神大增，情緒基本穩定；恐其再發，囑其服用〔加味逍遙丸〕和〔歸脾丸〕，連服一月而癒，身體健康，一直至今。病人為感謝救命、不用手術之恩，送錦旗一面。

綜上所述，此症只要對症審其症候，用藥恰當，不難治之，故而奏效甚捷，塊除血止，達到了良好的療效。切記「補則消之，補則通之，補則化之，補則血止」之大法。

王氏女科・醫案二

張某，女，四十一歲，山西介休市順城關人，生二胎，行絕育手術。

患者於二〇〇九年元月分開始大出血兩月餘，經現代醫學刮宮術後，仍在出血，服〔抗宮炎片〕（功能主治：清濕熱，止帶下。用於因慢性宮頸炎引起的濕熱下注、赤白帶下、宮頸糜爛和出血等症）和〔婦康片〕（功能主治：補氣、養血、調經，用於疲乏無力、心慌氣短、行經腹痛和經血不暢等症）無效，反而出血更多，伴有血塊，

注六　巴氏三級：臨床上篩查早期宮頸癌的重要檢測指標。巴氏分級共有四級，一級和二級都屬於正常，三級、四級表示異常。

血塊大而多，最大有十二公分左右，小亦有五到六公分之餘。

經現代醫學診斷為內分泌失調，子宮內膜增生和子宮內膜異位症引起的功能性子宮出血。現代醫學建議：「如果出血不止，必須切除子宮，防止惡變。」患者聽後驚恐不已，誓死不願做手術。後經人推薦前來就診。

觀其相貌，顏面浮腫，面色及嘴唇蒼白，口乾舌燥，苔白，舌紅，腹痛伴有下墜感，腰困無力，血多，淋漓不止。診其兩手脈象滑而洪大且芤，左手略帶弦象。此乃陰虛血虧之象，肝腎陰虛之因，但脈大說明子宮內部還有殘留異物，如不清除乾淨，則出血很難控制。囑咐患者一定要靜心養病，切忌急躁，服藥後仍會有大血塊流出，及殘餘的惡露，不必緊張，只要血塊除盡，出血即止。

此症雖然看似嚴重，但細心診之，審清病因，觀察體徵及結合脈象，不難治之，反而可以奏效。方法重在調肝補腎、補氣補血、通氣化瘀，促進子宮的收縮能力，恢復子宮功能。

方用〈加味逍遙湯〉合〈六味地黃湯〉，結合〈桂枝茯苓湯〉，佐以〈生化湯〉加減。囑其連服四劑，再診。

處方：當歸三十克、白朮三十克、炒白芍炭三十克、丹皮九克、生地炭十五克、三七參九克、貫仲炭十克、柴胡六克、炙甘草五克、紅參三十克、黃耆三十克、炙升麻六克、五靈脂十五克、靈脂炭十五克、梔子炭九克、熟地炭十五克、雲苓十克、澤瀉十克、山藥十五克、山萸肉十五克、桂枝九克、血餘炭十二克、血竭九克、薑炭九克；紅棗五枚為引，水煎服，四劑。

囑其此藥每副連煎三次，隔六小時服用一次，連服四到五天。

復診：患者遵醫囑服藥後，復診時自述：排十二公分左右血塊十餘塊，小血塊無數，連續出血一天半後，方血少塊盡。復診時，血基本已止，間或有少量淡血水樣分泌物。

醫者見達到了預期療效，隨按原方再加：白芨十二克、乳香五克、鹿角霜十五克、再服四劑；並囑患者每日中午服〔龜齡集〕（注七）膠囊三粒／次，一次／日，以提高腎陽之功能。

再診：患者再次服藥後，血止塊淨，精神大增，面色有華，並當眾給大夫磕頭謝恩！

2 子宮是怎麼被「虧損」的？

田原筆記

以現在的目光來看，中國古代婦女的生活是我們無法想像的，古人認為「陰陽殊性，男女異行。陽以剛為德，陰以柔為用；男以強為貴，女以弱為美」，構造了男主

注七　龜靈集：據說是中國四大保密處方之一，處方出自明代嘉靖年間道家祕方；取名「龜齡集」，意味靈龜長生不老，是傳統方劑中一種補腎養精、壯陽培本的長壽藥方。

外、女主內的社會格局，那時的女人生活在家族裡，侍奉公婆與丈夫，操持家務，很少參與社會事務。從這男女不同的定位上，衍生出了一系列婦道訓誡，大意就是婦人要清閒貞靜、矜持內守。

女性解放、男女平等的大潮到來以後，女性獲得更大的自由空間，開放了、富足了，但似乎又失去了一種安定感。

王氏女科

剛才說，子宮內膜增生、異位的病人，大概五十％都有過計劃生育手段不當或過度的經歷；剩下的五十％就是體質和情緒的原因了，這與現代女人的生活地位和方式有很大關係。

在體質上來說，現在有子宮內膜增生，甚至長肌瘤，但子宮就這麼點兒地方，怎麼會長這麼大的東西呢？就因為剎不住了，中醫裡說的是「沒勁兒」，子宮沒勁兒了，它的肌壁鬆懈了，管不住——「腎主生殖」，胞宮的全部功能就是生殖功能，所以我們都直接說「腎主胞宮」；子宮有問題是腎上有問題，腎臟的功能不太好。

從現代醫學的角度來說，一個是腎臟的免疫功能不太好，一個就是子宮的免疫功能不太好。免疫功能不好，就是氣微血衰，氣血虧；比如說有腎陰虛、腎陽虛，這又是中醫上的詞。我們談到「免疫」的時候，一般是說這個人氣血虛，怎麼虛？氣虛、血虛，陰虛、陽虛，一系列的東西她都虛了，導致機體衰弱。現代醫學說免疫功能低下的毛病呢，在中醫就是這麼講的。

有一些現代醫學的名詞，跟病人們介紹，還是挺好理解的。如果我們說哪個病人氣血虧了，她就不理解：我怎麼就虧了？解釋起來比較費勁，因為現在的中年人、年輕人知道這些個基本中醫道理的不多。

腎是怎麼虧的？一般是計劃生育的這些手段用過，又有過幾次流產的經歷，這對腎功能是一種損害。再後來，子宮走血走得控制不了，說明這個病人的腎臟功能不太好。要是腎臟好，流產後子宮還能收放自如，血塊兩天後就不出了，有些腎臟功能極好的人，流產了以後甚至於就不出血。

過去的女人病，總的來說，要好治一些，我們家那塊「婦科神手」的匾額，就是民國二十四年時，爺爺看的一個叫荊虛心的病人送的，那個病人就是出血。我們現在用的方子和那時候爺爺看病用的是一樣的，只不過是現在來看病的人，有不少是外頭很遠的地方過來的，她們的生活習慣和這兒附近的人不一樣，我們用的藥有些不同。但總的來說，那個時代的藥又便宜又好用，給病人吃，兩副就能好，現在，一個是病更複雜了，一個是藥不太好了，就得吃六副。現在的藥都是人工栽培的，以前的是野生的，這裡頭區別太大了。這個就是所謂的自然環境報復，生態不平衡了。

再一個，**功能性出血和情緒不好有關係**，**情緒大波動是個誘因**。前期有接受過計劃生育的手段，有流產的經歷，然後情緒在某一個階段突變，遭受打擊，就會引發大出血。我舉個簡單的例子：前段時間來看病的一對夫妻，這位女孩子剛處理完小孩，流產；流產過後，一個是本身身體就虛，一個是跟家裡人生氣，氣哭了，就造成子宮功能的紊亂，第二次月經來過以後，要不是不來，要不就是來了以後肚子疼，不走，二十天都完不了。這就是氣肚子，心情不好，身體可是要吃大苦。

情緒很重要，子宮內膜增生、子宮內膜異位，包括流產後的這些出血，都離不了這個情緒問題。所以，我們家不管看什麼病，感冒也好，女人的月經病也好，帶下病、胎產方面的毛病也罷，哪個都離不了疏肝的藥。離了疏肝的藥，方子效果都不好。疏肝的藥又基本不離〔逍遙散〕。

3 你究竟「拿掉」了什麼？

田原筆記

諾貝爾物理學獎（量子力學）得主埃爾溫・薛丁格（注八）曾經感嘆過：「（人啊，）你的存在幾乎和那些岩石一樣古老。數千年來，男人一直為生存而奮鬥受苦，最後注定是被人遺忘；女人則為了生產而飽受痛苦。」

其實，還有比生產更讓女人身心交瘁的事，那就是懷了孩子，卻沒有機會、沒有能力順利生下。保胎─流產、舉子─不舉（養孩子或不養孩子），自古以來都是女人所要面臨的一個困難抉擇。生是天命，是母性，有時，因現實種種，無法迎接新生命的到來，只能選擇後者，在這些時候，墮胎是保全孕婦身體或社會生活而不得不採取的辦法。

生產雖然有風險，但它是「瓜熟蒂落」，圓滿自結的事；墮胎，是摘取一個未成熟的果子，它的藤蔓還結結實實地連在母體上，風險更大，創傷、出血，都是不可避免的。女人對於「流產」是很恐懼的，反復權衡手術和藥流哪個更無痛、更安全。在很多人的想法中，藥物流產畢竟不用「動刀子」，避免了術後併發症，對身體的傷害可能相對要小一些，但很多嘗試過藥流的人，卻發現結果不盡如人意；手術流產，雖然要「動刀子」，但清宮乾淨，且已經先進地研發出「無痛人流」，據說可以「可視保宮（透過內視鏡操作的人工流產手術）、三分鐘解決、無痛、創傷小、當天上學上班」，愈來愈多年輕人傾向於無痛人流。

子宮，在現代醫學的眼中，它就是一個器官而已，可以幾次做手術，任意踐踏。但這個子宮在中醫的眼裡，卻是生命的土壤，醫者和患者本人都應該像農民守護土地一樣地去保護子宮。

注八　埃爾溫・薛丁格（Erwin Rudolf Josef Alexander Schrödinger，一八八七年八月十二日～一九六一年一月四日）：奧地利理論物理學家，一九三三年和英國物理學家狄拉克共同獲得諾貝爾物理學獎，被稱為量子物理學之父。

反覆的流產，大大增加了子宮內膜疾病的發病風險，繼發功血和感染，甚至會導致不孕、習慣性流產、子宮外孕、死產和子宮穿孔等後果。

王氏女科

計劃生育政策我們都應該支持。最重要的是，在平時的夫妻生活中，注意保護自己，也尊重新生命，絕不要抱持一絲的僥倖心理。因為**任何流產都有傷害，沒有不傷害子宮的**。

這十幾年流產愈來愈普遍，**我們看女人病，嚴重一些的病，絕大多數起因於流產**。現在一看電視、外面發的小廣告，一半以上是婦科醫院的人工流產廣告，這說明流產的普遍，這種可悲的「平常心」有多危險！大家都覺得流產不是什麼大事，全部的擔心都放在「疼痛」上，只要不痛，流產就跟吃飯睡覺一樣正常。

這是個社會問題，我們更應該深深地反思這個問題。為什麼一去醫院查出懷孕就處理掉？隨便處理，有多大的危害？人們不知道。

懷孕早期處理小孩子的危害是相當嚴重的。好多人不認識這個，就是因為現在都依據科學。科技能救人的生命，這個是好的，子宮內膜的毛病，可以做檢查，可以動手術，以前沒有這些手段，治療的方法也比較少。而且，現在生育良好的情況較多。但現在又出現一些新狀況：不孕、不育的人增加了，還有現代醫學所說的希恩綜合症（注九）與高泌乳素血症（注十），患者也多了，為什麼多了？我們認為是社會問題。

其實，希恩綜合症在以前是一個癆病。這些問題的根源就是過早、過度的流產，人工流產、藥物流產，還有應該警惕的無痛流產。**女人流產應該痛，為什麼不讓她痛？不痛就破壞了身體的良性循環！當這些流產手段刺激孩子的時候，疼痛在激發子宮內膜，激發肉體生長！疼痛喊叫的人死不了，不吭氣的人死了！疼痛會喚起全身的反應，來這個地方支援、重建。**

現在人的閉經、子宮萎縮，絕大多數有過無痛人流的經歷，雖然避免了一時的痛苦，反倒埋下了更深的隱患。已經有些報導說：「無痛人流不等於無害人流。」但很多人為了避免痛苦、省事，還是去做無痛人流，無痛、簡單、方便，睡一覺，「麻煩」已經解決，回家休息一下，第二天該上班就上班，什麼都不影響。

現代人，或者說現代醫學，對子宮的認識太膚淺。其實，愈是看起來簡單直接的事情，愈是不簡單。且不說胎兒是個生命，流產在女人心裡留下多大的陰影，人工流產或無痛流產等流產方式的流行，都是大有問題的。

注九　希恩綜合症：一百多年前，希恩（Sheehan，亦譯作席漢）發現的一種綜合症，當產後發生大出血，休克時間過長，就可造成腦垂體前葉功能減退的後遺症，表現為消瘦、乏力、脫髮、畏寒、閉經、乳房萎縮等，嚴重者可致死。臨床上，稱之為希恩（席漢）綜合症。

注十　高泌乳素血症：係指由內外環境因素引起的，以PRL（prolactin，為腺垂體分泌的一種蛋白質激素）升高（≥25ng/ml）、閉經、溢乳、無排卵和不孕為特徵的綜合症。

對於什麼是健康，醫療是不是全都對人有好處？現在人的腦子很少考慮這些，太過於依賴科學，依賴科學的代言人——專家，自己沒有一點分析。無痛人流真能幾分鐘解決問題，睡一覺起床上班？被蚊子咬個包還腫幾天。摔了、跌了，磕個口子幾天還長不合，更何況要在子宮裡動刀？肯定會對子宮造成傷害，清理不乾淨，在子宮裡面留下瘀血。如果流產的次數多，子宮內膜反覆被「刮宮」，就會變得凹凸不平、薄厚不均，在恢復的過程中，容易出現增生、異位，造成功能性子宮出血。**這些一次次流產留下的創口，也成為子宮肌瘤生長的基地。因為子宮是一個有週期性變化的小宇宙，其內膜每個週期都會增厚、脫落、再增厚，那些小「傷口」，在經期容易「滲血」，然後「結痂」，日復一日、年復一年，瘀血沒辦法被身體吸收，就結成了腫塊，肌瘤就出現了。**所以我們說，無痛人流的發明，弊大於利。

幾年前，我們有一個四十歲的病人來這看功血和肌瘤。肌瘤的話，一般控制得好，惡變的可能性也很低，但是她的功血非常厲害，要就不來，來了就大量的流血，由深紅流到鮮紅。她說自己感覺最嚴重的時候，一天晚上要換掉兩包衛生棉，這樣一流就流十幾天。她是一個很白淨的人，平時氣色看起來也很好，但是一到流血的時候，整個人像貧血、褪色一樣，沒有血色，臉色蠟黃，好像一下子就老了幾歲。

我們聊天的時候，她就聊到兩年前，曾經做過一次無痛人流。她跟我說：「就跟做夢一樣，一覺醒了，也不覺得疼，然後半小時以後就回家了。」但是流血並沒有結束，用了很多中藥和西藥才止住。之後，來月經的時候，血量比以前明顯增多，而且很長時間都不走，她說那時候她還沒覺得特別害怕，以為就是這個月多一點。直到第八天，血量還沒減少，大量流血讓她感覺頭暈、乏力，才去醫院看診，診斷結果是功能性子宮出血。

這一流就是好幾年，一直沒有治癒，身體狀況急轉直下，頭髮白了、血壓高了、脾氣躁了，原來的一個健康美女，就這樣變成了「黃臉婆」。我們為她制訂了一個治療方案，但是，需要一段時間才能恢復。說起這個經歷，她真是後悔。其實，很多女人還不了解中醫，更不了解傅青主。當然，能找到中醫，找到我們也是福分了。

現在流產的人太多了，有的時候也是很無奈的選擇。來我們這的人好多都是有「物件」，意外懷孕後，家裡不同意，只能用藥或者手術處理掉。結果出血不止，止血後又造成月經不暢，盆腔炎和宮頸炎等問題也接踵而來。

很多人可能不明白，僅僅是剝離一個小胎芽，為什麼會對母體造成這麼大的傷害？女人的子宮，不光只是一個生殖器官，還是新生命的土地。受精卵扎根在子宮內膜上，跟農民在土地上播下種子，是同一個道理。當胎芽成長起來時，它的根繫在母體裡汲取營養，就像我們看到的樹根一樣，是盤根錯節、千絲萬縷的；那些手術器械，就像挖土機，活活鏟斷這些根系，自然會有大量傷口。

不專業、不恰當、不節制的流產，破壞了子宮的土壤，一切婦科病都有可能發生。

4 藥物流產欺騙了子宮

田原筆記

藥物流產，即「藥流」，也是人們放棄胎兒的一種方式。

古人在歷代醫書中就有記載「斷產方」，這些藥方根據不同的情況擬定，有的墮胎方適用於孕婦體弱不能安全生產，有的適用於難產，有的則適用於絕育。傳說在南宋時期，「孕兩三月而自毒其胎者」被列為當時婦人損子墮胎所用的各種方法之首；當時的坊間說法是：一旦確定懷孕，墮胎愈早，效果愈好。但這些墮胎方藥並不盡安全有效，往往導致服用者喪生，即使生命得以保全，也要蒙受巨大的痛苦。

現在正式用於流產的藥物，幾乎沒有中藥、中成藥，主要是西藥。一方面是通過改變子宮內的激素環境，使得胎兒停止發育，另一方面是使子宮強烈收縮，提前把胎兒娩出。有不少人在藥流後長時間出血，最後還得刮宮（稱「清宮術」）以清理乾淨。

但是，孩子在母體中一天一天長大時，並不僅僅是一個附屬在母體上的小人兒，他和母親有著深深的交流，母親的身體自然而然地形成一個陽光充足、雨水充沛的夏季，養育孩子。**藥物的介入，像六月飛雪，把孩子打下去的同時，也打擊了母體：內分泌功能急驟減退**。這種隱性的打擊是致命的。

前兩天有一個病人打電話說了一下情況，她剛剛做完人流，吃藥流的產，現在腰疼得厲害，後腰疼，躺也不能躺，坐也不能坐。現代醫學說是「產後功能病」，只能自己慢慢休養、恢復；但在中醫來說，這很好治，**腰疼，是因為在處理小孩的過程中，把子宮處理得靠後了，位置不對了，就是現代醫學所說的「子宮後位」**。**再一個就是子宮內膜已經受到創傷了**。

出現這種情況的人太多了，應該趕緊治。有些人覺得，做完人流之後腰會疼很正常，疼一段時間就好了；有些人好不了，但卻沒有來治。這是錯誤的想法，將來就是大隱患。

那麼，藥流究竟是怎樣作用於流產這個「事件」的？

女人在懷孕之後，子宮會安靜下來，起起伏伏的變化沒有了，不再出現週期性的排卵和排經，只是很平靜地養育著胎兒。最明顯的表現，就是女性性慾減退，子宮變得「小心翼翼」，對外界一丁點風吹草動都很敏感。所以，**懷孕之後，夫妻生活最好先暫停，尤其是懷孕前三個月**。

那麼，所謂的**藥物流產**，**就是將安靜下來的子宮重新喚醒**。**通過米非司酮和前列腺素**（注十一）**這兩種激素類藥物，給子宮一個人為的生產信號，使子宮產生錯覺，增加興奮度，出現本來要等到自然分娩的時候才有的高頻率宮縮，強行使胎芽脫落、脫出，相當於模擬了一次生產過程**。

注十一　米非司酮和前列腺素：米非司酮膠囊與前列腺素藥物合併使用，能明顯增高妊娠子宮對前列腺素的敏感性，可用於終止停經四十九天內的妊娠。幾乎所有接受米非司酮與米索前列醇治療的婦女均有不良反應，發生率約為九十%上下。

從我們臨床經驗來說，藥流後出血不止的病人比例達到七十%。

一方面，是**藥流清宮不容易徹底，身體自覺發動了大量的血液，對子宮進行「沖洗」；本意是好的，要將子宮裡的瘀血和殘留物清理乾淨，問題是時機未到，畢竟不是正常生產，身體很多條件都還沒有準備好，這個過程要是藥物的量把握不好，就有可能走血失控。**所以，有不少人後期還得再做一次刮宮。

另一方面，就是身體本身的體質不夠強，止不住血。所以現代醫學提出一個做藥流的年齡分水嶺：三十五歲。三十五歲之前還可以做藥流，身體有一定的抗風險能力，在這個年齡之後就不要做了。

為什麼這樣規定？從中醫的角度可以這樣理解：三十五歲是女人的體力到達頂峰後衰退下來的第一個轉捩點，「（女子）五七，陽明脈衰，面始焦，髮始墮」，說的就是女人到中年的身體變化，這是一個大體上的基本情況。年齡相當的女孩子，在子宮受到藥流的衝擊時，腎臟功能好的和不好的有很大區別。**這個腎臟功能，關鍵在於腎精和腎氣是否充足，以及「精化生為氣」這個轉換是否收放自如。**腎臟好的人，流產後就算出點兒血塊，也能很快斂住，兩天就不出了，甚至有的人流產後根本不出血。**流產後，走血走得控制不了，說明這個病人腎臟的功能本來就不太好；流產服用的藥物，對腎功能更是一個雪上加霜的傷害，同時大大耗用了腎的精氣，腎臟沒力氣幫子宮把「門」關上。**

這些用於流產的藥物不只對子宮起作用，進入身體後，會參與到身體機能的整個循環中去。不少年輕的女孩子，用藥把孩子處理掉，結果月經完不了。而且，到結婚的時候反而懷不了孩子。這一來是因為藥物對全身的後遺作用，一來是因為子宮後位。而我們治療藥流引起的不孕，就得先用中藥把之前流產產生的結果解除掉，消除藥物副作用，然後再調整全身的氣血平衡，讓子宮從後位恢復到正位，一平衡就懷上了。

「子宮後位」是什麼情況？現代醫學能清楚地檢測到子宮的形態和位置，**正常情況下，子宮在盆腔裡，前面是膀胱，後面是直腸，它稍微向前傾斜，趴在膀胱上方，這是它的正位；後位，就是整個子宮往後傾倒**。有統計顯示，子宮後位的女性更容易遇到痛經、不孕和難產等問題。現代醫學的解釋是，子宮後位時，子宮頸就往上翹，沒浸泡在精液池中，可能會影響受孕；子宮後位嚴重時，宮體後屈後折，影響血液循環，就會導致痛經。

在我們看來，子宮後位就是子宮洩氣、往後倒下了，這是腎氣不足的表現，氣虛無力，子宮站不住了。這和現代醫學對子宮後位成因的其中一個解釋有相似處：子宮韌帶鬆弛，使子宮底部向後方或向左右兩側傾倒。也就是沒力氣、綳不住、拽不住，子宮就發懶、躺倒了。用中醫的話來說，就是氣虛了。

而且，子宮後位的女孩子每到經期就會輕微的拉肚子，大便多，不太成形，以往有便祕的話，到經期就緩解了，我們管這叫「經行便溏」。**大便的變化根源就在氣虛上，中氣不足，脾胃消化東西的熱力、動力不夠，加工不到位，吸收也不到位，大便控制不住，上廁所的次數就會增加，腎氣也不足，無法瀝乾大便裡邊的水，從小便中排出，就會便溏**。現代醫學則歸於「**直腸刺激症**」，是因為子宮在經期充血腫脹，壓迫直腸，刺激了直腸，所以才便多、便溏。

中西醫解釋的角度不同，但關鍵在於如何治療。**現代醫學建議女性採取俯臥的睡姿，加強體**

育鍛鍊，幫助子宮恢復前傾的正位，除此之外別無他法；至於中醫，則是依據補脾益氣、補腎強「帶脈」的大法，改善全身的氣虛證，提高子宮本身的活力，讓它重新「站」起來。

除了流產造成的直接傷害，更要緊的是，很少有人意識到處理完胎兒一定要注意休息、調養，不管是手術流產還是藥流，都是**「小產」，比順產這樣的「大產」還要傷氣血，必須及時調養。**最應該警惕的就是無痛人流。有的病人處理完小孩，月經開始不規律，也一直拖著，不知道這會導致很多嚴重的婦科病。其實，流產完用〔生化湯〕就可以解決很多問題。**〔生化湯〕是傅山先生一個有名的方子，稱它作「產後萬能湯」也不為過，很多正常生產或小產、人流的出血問題，都能靠它解決。它活血化瘀的效果特別好，能促進子宮的血液循環，加快新陳代謝，幫助身體清理瘀血，促進創面的再生以及子宮的恢復。**一般來說，三到六副中藥就能調理好。但是，據我們所了解，很多城市連〔生化丸〕都很難買得到了。

五味生化湯（方劑僅供參考，請務必尋求合格中醫處方）

方藥	當歸、川芎、桃仁（去皮尖，研）、黑薑炭、炙甘草。
服法	一般是從產後第三天開始服用，水煎服，或酌加黃酒同煎。每日一劑，分兩次服。連續服用三到六劑即可。

5 如果萬不得已……

田原筆記

有個女孩在看過《現在女人那些事兒》後，給我寫來一封信。

她以前交過一個男朋友，兩人感情很好，但女孩家人覺得男孩身上的江湖氣太重，不同意女兒和他交往，女孩為了這個男孩子跟家裡人決裂。戀愛三年，男孩一直覺得事業不成功，還不到結婚的時候。一次，女孩意外懷孕，為了不讓男朋友為難，她去做了人流。但是，沒過多久，男孩接下了單位調派海外的任務，出國發展，兩個人於是平靜地分手。就在分手後，女孩出現了閉經，到很多大醫院去檢查，都確診為**繼發性不孕**（注十二），調整月經成了當務之急。但是，不管她找的是現代醫學，還是中醫，都是吃著藥時，月經能正常來，一停藥，月經就不來了。

這幾年，女孩的身邊出現了一個很優秀的男孩，對她很好，但她深知自己沒有生育能力，沒有未來，不敢接受男孩的追求。這個女孩子才二十幾歲，還很年輕，但每天都鬱鬱寡歡。看到柴老說起的幾個不孕病人，經過治療收穫了希望，生命的希望，她的心

注十二　繼發性不孕：婦女有正常性生活，也曾經懷孕，但現在並未採取任何避孕措施，卻無法受孕的，稱為繼發性不孕。

中才燃起了一絲光亮。

因為人流而對身體造成創傷，其實不算是新鮮的話題，隨便上網一搜，都知道人流傷身。但是，有些女孩子確實沒有退路。在她們不得已只得選擇流產這條路的時候，怎樣做，才能盡可能地保護自己呢？

王氏女科

我們的想法可能跟現在的主流觀念不太一樣，但卻是我們王氏女科的家傳經驗，說出來做為一個參考。

現代人普遍認為，四、五十天的時候做人工流產最好，更有醫院宣傳說愈早愈好，三十天後就可以做，因為這個時候胚胎小，容易吸取，創面小、出血少，三分鐘解決問題。

這個觀點我們不認同，五十天以內的流產和三個月以上的流產，完全是兩個概念。當然，按照現代醫學來說，如果懷孕超過三個月，就不是人工流產了，而是引產，不僅需要子宮收縮，還需要擴張子宮頸，娩出胎兒，是一個完整的生產過程。在我們臨床來看，四十天、五十天的時候，或者是之前處理小孩肯定是不利於身體的。到了三個月以後再處理，影響反而小得多，而且，對母體反倒是稍有好處的。

因為這個生命胚胎，在三個月以前生命力不夠強，子宮還沒怎麼膨大，得到的鍛鍊還不夠，

適應能力就不好，在這個時候處理孩子，子宮內膜受到的傷害很大，甚至是致命的。萬不得已要做人流的，我們建議在懷孕三個月以後再做，對子宮內膜的傷害要小得多。

四十到五十天的時候，孩子雖然有胎音，看起來是個小胎芽，其實還沒長出有實質性作用的器官，尤其是肝、腎這些重要的「先天之本」還沒長成。也就是說，這個時候的胎兒，像一個剛剛燒製好的泥娃娃，儘管有了初步的形象，但是還沒有生命力，完全依靠母體的給予，包括熱量、營養等等，母體也自動將大部分能量用來供應胎兒。這個時候的胎兒和母體，都是脆弱易受傷害的。在這樣的情況下流產，不是摘樹上的一個果子，而是砍樹上最發力生長的枝幹，直傷根本。

而等到三個月以後呢？胎兒的臟腑初步形成，尤其是腎臟的形成，使他開始擁有自己的「能量罐」，吸收母體的陽氣之後，運轉起自己的動力系統，開始有了自己的能量，能夠反哺母體，減輕母體的負擔，使之又有了相對充足的能量來保護自己的身體。在這個階段，子宮能力已相對穩定，主要是內膜生長得堅韌，有了抗風險能力，身體的免疫功能增強，這個時期做人流，對子宮的傷害就會減到最小。

這就是母子關係——子病及母，母病及子。**母子關係在肚子裡頭就確立了，三個月以後他們倆就能相互既濟、相互推進。妊娠嘔吐在三個月以後就自動消失，為什麼？就是這個原因，陰陽和諧了**。民間有種說法，說女人在生育之前身體不好的，借生孩子這個過程就能把身體養好，就是因為孩子反哺了母親。三個月以後再處理比較好，也是這個道理。

但是，現代醫學正好相反，懷孕三個月以後就不建議做流產。這就是中醫和現代醫學的不同。應該說，現代醫學雖然擁有很多先進儀器，可以清楚看到胎兒的生長過程，但它對生命的真實涵意、對母子之間的互動關係，關注得還遠遠不夠。就因為缺乏這一層的考慮，使得有些結論過於短視。

現在來看不孕、不育的人中，原發性不孕的人不多，也就是說子宮沒有受到過傷害，僅僅是因為生殖系統先天性發育不良而不孕的人，並不算多。繼發性不孕的比例非常大，這些人很大一部分都有過流產的經歷。**過早的人工流產，傷害了身體的陽氣、子宮的能力。**

6 當愛惜子宮內膜勝過顏面

田原筆記

關於女子的美麗，自古有許多傳說，許多修辭。「北方有佳人，絕世而獨立」、「美人一何麗，顏若芙蓉花」……。貌美如花，長青不敗，是萬千女人心中的夢想，女人把錢花在紅妝上，是總也不覺心疼的。

王氏女科傳人卻說：「不要比較容貌，也不要比較你家住三樓，我家住別墅，要比就比誰的子宮好。這是真女人，厚德載物，這才是女人應該有的，應該比的。」

確實，子宮好，女人才好。子宮的臉面——子宮內膜，對女人而言，遠比外在的這張臉面重要。

呵護好子宮內膜，美麗才真正由內而外。

王氏女科

子宮內膜的健康，來自於健康的生活方式，女孩子們自己要知道，一個好子宮是女人最重要的財富，不要以為子宮的承受力是沒有上限的。

保護子宮內膜，首先要清楚什麼東西會傷害子宮。前面談到情緒、流產的不良後果，但要全面來理解，來看待子宮和它的變化環境，可以借鑒宋代著名醫家陳無擇的「三因論」。他做了一下大的分類，讓人得病的主要原因有三類——內因，外因，不內外因。

內因，其實就是中醫裡說的七情過極，包括喜、怒、憂、思、悲、恐、驚七種情緒，它們從身體裡生起。比方說「怒」，生氣，就像在身體裡生起龍捲風，氣不能領著血正常運行，把原來好端端在脈裡走的血，往頭面上推湧。所以我們看到的，暴怒的人都是臉紅脖子粗。女人天生情感比較細膩、敏感，這有好的一面，必然就伴隨不好的一面，**情緒起伏大，波動多，一會兒晴、一會兒雨，子宮這個小宇宙的氣象，就是身體大氣候的縮影，內膜的變化週期和變化幅度，就會**

出現紊亂。

其實，早在《黃帝內經》裡就說了有「九氣致病」這一回事：「余知百病生於氣也，怒則氣上，喜則氣緩，悲則氣消，恐則氣下，寒則氣收，炅（音『炯』，炎熱之意）則氣泄，驚則氣亂，勞則氣耗，思則氣結。」每一種情緒對應氣的一種失常性運動，導致不同的疾病。**女孩子由於每個月有月經的排出，算是陰液的一種流失，氣會相對有餘，情緒稍有起伏，氣很容易就被煽動起來。**

外因，是存在於自然界裡的六種極端性氣候：風、寒、暑、濕、燥、火，中醫裡統稱「六淫」。這是我們人類生存的環境，生活在不同地方的人，所遇到的氣候會有不同，但都有一個主色調；比如說嶺南地區偏濕熱，當地人就容易患上偏於濕熱的疾病。

內因和外因很容易理解，一個在身體裡邊，一個在身體外邊，陳無擇的高明之處，就在於他還提出一個「不內外因」，專指那些「有背常理」的行為傷害，如「飲食饑飽，叫呼傷氣，盡神度量，疲極筋力，陰陽違逆，乃至虎狼毒蟲，金瘡踒折，疰忤附著，畏壓溺等」。

常理是什麼？這是關鍵，現在很少有人清楚自己的身體有什麼規律，有什麼宜忌。其實，我們每個人天生都只擁有一樣東西，就是自己的身心，尤其是身體。什麼是有利於生命延續的，什麼就是該做的，這就是常理。人生天地間，每一個呼吸，都本該是符合大自然「呼吸」節奏的，那些因為不遵循規律而對身體造成的傷害，就是不內外因。流產，就是典型的「不內外因」。

這「三因」往往是交織存在的，輕則埋下婦科病，重則身體元氣大傷，很多婦科病陸續找上門來。頭一個，就是避開七情內傷，情緒不好了，自己主動寬寬心，別輕易動肝火，或者放縱自己沉浸在憂鬱的情緒裡，這些不良情緒會使身體內機能悄悄發生變化。我們建議，不管男人，還是女人，都吃一些〔加味逍遙散〕，每天吃一次，它比〔逍遙散〕原方多加了一味生薑，同時起到溫補陽氣的作用。在城裡生活，節奏快、壓力大，〔逍遙散〕讓身心都逍遙起來。

7 早日看出子宮內膜癌跡象

田原筆記

我們常說，經風雨才能見彩虹，做人做事都要經歷磨練，才會變得更成熟，子宮也一樣需要鍛鍊；它就好比是一個懵懂無知的少女，注定要經歷一些事，一些過程，才能成為一個韻味悠然的女人。

然而，鍛鍊是講究方式方法的，**正常孕育孩兒的過程，就是對子宮最好的鍛鍊**，可以把這個過程，比喻為母親與孩子的一場「戀愛」，這裡面有甜蜜、有期待、有惶恐，最主要的是，有毫無保留的付出，和親密無間的回饋。戀愛使人成熟，生兒育女的過程，則使女人的子宮成熟。

中途夭折的孕產，也許是因為母親自身還不夠強大，也許是因為受到了外來打擊，這些事情偶有一次無可避免，反覆發生卻是因為不夠在意，子宮因此而傷痕累累，內膜增生，功血不止。這時候，最大的危險就是內膜組織發生異變，惡化為癌。

在出現惡變以前，從哪些跡象中可以讀懂子宮？

王氏女科

子宮內膜增生如果反反覆覆流血，一直治不好，會陸續出現各方面的問題，比如說情緒容易失控、愛生氣，這是因為肝血走得厲害，伏不住肝氣、肝火，有了火就愛生氣。然後是眼睛乾澀，「肝開竅於目」，眼睛需要肝血滋養，肝血不夠，眼睛就發乾、發花。甚至於最嚴重的，會出現惡化。病人都很擔心內膜出現惡性變化。其實，大轉折性的變化都是有先兆的，這個在我們來說，及早發現，可以提前用一些預防癌變的藥，能夠控制住，調理好以後就不會再繼續發展。

子宮內膜癌變的一個先兆是咽疼，就是咽喉痛，伴有口苦感。如果說人體上上下下有什麼聯繫，子宮和咽喉之間就有明顯的對應關係，**子宮裡邊的內膜和咽喉裡邊的黏膜，是同一類組織，它們的背後，有肝經在上下聯繫和溝通。**

再一**個是肚子疼，陰部疼痛，跟生小孩的感覺一樣，疼、憋脹、下墜，還有就是白帶走髒東西，黑的、紅的、黃的，還夾有血，咖啡色的，有異味。**

這些症狀就表明子宮內膜開始發生變化，身體已經給出惡變的信號。在這些症狀初出現時，我們就要用上抗癌的中藥。如果症狀比較重，到癌症的中後期，我們就不介入了。

針對子宮內膜惡病，我們用的中藥是七葉一枝花，也叫七葉蓮，能有效預防惡變。這種花，也許可以解讀為女人花，七個葉子圍生一簇花。「七」是女人的生理週期數，很奇妙的一個數——中醫是脫胎於《易經》，脫胎於道學的，易學裡講有象和數之間的聯繫規律，這些規律體現在一草一木上，根據它們的象，就能讀懂它們的數，就能為治病、療傷所用。

民間有個諺語：「七葉一枝花，深山是我家，癰疽如遇它，一似手拈拿。」七葉一枝花長在深山，在藥性上，它能深入腹中，清除身體深處的內熱。子宮，其實就是女性最深處的部位。

用藥控制了以後，最容易勾起陳年老病的，就是不好的情緒。中醫講七情致病，喜傷心、怒傷肝、悲傷肺、思傷脾、恐傷腎。女孩子，但凡是有了這種病的，月經出現過不規律的，總會有驚恐心理。上個月不正常多走了幾天，這次到時間沒來，再後來，不該來的日子來了，一見血就怕，見到血塊更怕，怕月經完不了，老想著趕緊完。整日擔憂、害怕恐傷腎。腎主胞宮，這又加重了腎臟的負擔。

再一個，肝和腎是母子關係，腎為母、肝為子，腎水養肝木，肝血走得厲害，腎氣不足，心裡就老會有浮躁、不踏實的感覺。一爆發，一生氣，又會反過來克傷脾土這個後天的氣血生化之源。所以，我們在開方用藥的時候，總強調這個肝的問題，要解鬱，疏肝，補腎養肝。

還要重點強調飲食，**一旦子宮出現了問題，生、冷、甜、辣的東西都要忌口**。

隨著年齡的增長，到五十歲左右，慢慢地停經，子宮內膜再不會有週期性的大變化，內膜癌這一關，就安全通過，軟著陸了。

第五章

女兒身，以陰為身、以血為本

田原筆記

舉目而視，男人多偉岸，女子多柔情，生命為何，自己為何？天地生人，怎麼就這麼分了男和女？看著走在繁華都市的女人，粉妝迷彩的女孩們，走在「美麗新世界」裡。在這個「美麗新世界」裡，哪些女人失去了愛情？失去了痛苦？失去了思考的權利？失去了創造力？失去了個體的自己？是否健康與生命就將毀於我們「熱愛的東西」？女人，不知不覺間，有過打量自己，是我嗎？我是誰？這一路下去是否依順了天性？

這個念頭一發不可收拾，它通向女人與生而來的根本屬性。從一個女嬰兒到一個女人，「被告知」與「親身證得」終究不同。我們在默認的既定方向中度過每一天，不免生出幾絲難以釋然的疑惑，對女人之一生的探索慾望。法國女哲人西蒙・波娃（注十三）曾在她的《第二性》中質問：「女人是什麼？」並非單純的女性器官，也不是用細粉和羅裙雕琢出來的飄逸和曲線，而是並非以男性為參照物的女性氣質。

縱觀女人的一生，從嗷嗷待哺的嬰兒，抽高長成美麗的少女，經歷困惑和憂鬱交織的青春期，再逐漸成熟，或生兒育女，或獨酌自由，時光又匆匆蒙上暮色……。這個過程，對於女人來說，是漫長的，也是短暫的。這一路走來，喜怒哀樂，冥冥之中都似被一條無形的軸線牽引著，張力有大有小，但它是女人一生的大局，充溢在女人的每一朵笑顏和每一滴淚珠裡，律動著女人生理與心理的週期性變化，這種規律，微妙地影響著女人的身心。

也許，「女兒身」就是我們生之真理。

1 開心是女人的靈丹妙藥

田原筆記

中醫婦科名家柴嵩岩說：「現在農村女人得的病，不如城市女人多，因為她就想著

注十三　西蒙．波娃（Simone de Beauvoir，一九〇八年一月九日～一九八六年四月十四日）：法國存在主義作家，女權運動的創始人之一，也是存在主義大師沙特的配偶。《第二性》（*Le Deuxième Sexe*）是她最有名的作品，被奉為開啟二十世紀女性主義最重要的著作。

我能掙點兒錢，回去蓋個房子，她不想別的；北方女人的病好治，南方女人的病不好治。個中滋味全由個人品味吧。」

有句笑談，說古時候不讓女人出來工作是因為女人太聰明，她們一出來，男人們的地位就要不保。現在有很多女人收穫了事業的成功，受人尊敬，還有很多家庭中，男人和女人一同奮鬥、成長，比肩而談，共商國事家事天下事。應該說，現代生活的自由開放，讓男人和女人都更容易找到心靈的伴侶。可是，有一個矛盾，愈是事業成功的女人，愈是難逃婦科問題的糾纏。

王氏女科

事業成功的女人，物質生活和精神生活都不會匱乏，她們的問題反倒是因為生活得太現代、太豐富、太刺激，七情起伏大，生活「戲劇化」。況且，把事業和家庭兼顧好，真是不容易，遇到的難事多，並不是每個人都能平靜看透，巧妙解決的。

所以我們很願意跟病人聊天，有時候，閒談更容易體會她的生活狀態，了解疾病的來龍去脈，**心病好了，身病就去了大半**。

前些日子，有個五十多歲的病人經朋友介紹過來調理身體，這個女老闆的事業做得很大，開了很多連鎖的房地產公司。我們聊天，我問說你這麼大規模地幹一年，賺多少錢？她說記不清了，以前剛開始做生意，每賺一筆錢都特別高興，即使只有一萬塊都高興，現在做大了，底下有人幫著管理，自己反倒對那些細節、數字沒感覺，覺得日子過得很沒勁。老了，心有餘而力不足的狀態讓她沮喪。她說：「我年輕的時候很漂亮，那時候很窮，買不起化妝品，但那種健康，那股生氣，那個漂亮，真是現在連想都不敢想的。」

這種長期低落的情緒，會讓身體變得鬆懈。這個女老闆，人到中年，身體有些發福，面部發腫。她也不是特別胖，就是看上去整個人不結實，眼睛沒有神采，臉上長了很多斑，於是就用化妝品來遮蓋，用束腹褲來收腰。我跟她說，可以幫她找回年輕人的狀態，她很高興，沒事就帶著東西來看我們，方子沒吃幾副，她已經有大變化，整個人更有精神，看起來瘦了，黃褐斑也淡了。你說這單純是我們中藥的功勞嗎？不完全是，最關鍵的是她恢復了自信，心情好了。

現代醫學說大腦是人體的中樞，幸福感打這兒來，歡喜憂愁也都由大腦控制。但我有一個觀點，腦子不過是個「用」，心肝才是「體」，它們是「體和用」的關係。**腦跟四肢一樣，是用來動的東西，心才是君主，腦子就是個跑堂的，應該這樣理解**。所以中國人不說「動腦子」，西方認為思考就是「動腦子」，實際上是腦子在想嗎？中國人說的是「心想事成」，**心臟如果不供血，腦子沒法兒用**，我想是這個道理。

在這塊有一個爭論：從二十世紀中期，尤其五、六〇年代之後，中國的心理學受蘇聯一個叫巴夫洛夫（注十四）的學者影響，做了很多研究，包括醫學心理學這方面的研究。巴夫洛夫透過各種動物，做了一系列複雜的實驗，創建了高級神經活動學說，認為動物的行為是因為受到環境的刺激，將刺激的訊號傳到神經和大腦，神經和大腦做出反應而來的。這種學說進入到中國之後，把中國人傳統的「心主神明」，這個神明，轉手給了腦子，說腦子才是主宰身體一切行為的長官。其實這個學說和中國傳統醫學、傳統文化是格格不入的，但是由於二十世紀五〇年代之後，中國在科學、心理學和醫學上一切都向蘇聯學習，使得他們的學說成了主「體」，我們老祖宗這塊反倒成了「用」的東西。

其實，我覺得還是老祖宗說得有道理，**心為「體」，腦為「用」，腦子和心的關係就跟我們四肢和心的關係一樣，腦子動得過多的時候，最先報警的是心**。心臟不好的人，動腦子動多了，心臟會不舒服。老人說：「勤動體腦，不動心」，這是做學問的真正法門。愈是忙碌，事務愈多，心愈是要靜。為什麼中醫不說「耗腦」，而說「暗耗心血」？大腦這個「用器」缺心血、缺心神了，運轉起來特別緊張，其實都是心臟的問題，心臟供血不足，被卡住了，或者是在半路上被耗費了，這些干擾因素就是七情，就是心的天氣，疾風驟雨、雷聲震天，這都會干擾氣血的暢行。心靜、從容，氣血和順，思考、幹活就會順心，愈幹愈開心，愈有成就感，同時，身體也愈健康。我們看那些心胸開闊的大家和大醫，身康體健的，都很高壽。

一個不夠快樂的人，他的肝經，像一個掛滿灰塵和蛛網的房間，一天不去在意它，不去清理它，隨著日久年深，就會愈積愈多；肝經堵塞、不通透，人就愈來愈不快樂。形成這些灰塵和蛛網的原因，常常是生活中的瑣事，有時候可能只是跟另一半的一次吵架，或是跟上司鬧了一次彆扭……，這種情緒的波動，如果不及時化解，會在身體裡留下痕跡，在肝經中多蒙一層灰塵。

做我們這個行業，一旦對病人用心了，其實也是一件非常痛苦的事情。因為你知道，在你這裡治療的病人，得到幸福了，但是還有那麼多治不到的人怎麼辦？最急的是，她還不知道，很多不在意的事情甚至可以影響她的一生。我就在這裡再三地告誡女孩子們吧——女人天生有經帶胎產的生理特點，血常不足，氣常有餘，要打開自己的心胸，讓身與心……這些對應的「用」與「體」，愉快工作。**「開心」，就是這麼簡單，但卻是防治女人病的第一大法，女孩子們應該把開心當成自己一生經營的事業。**

2 汗毛重，留心卵巢的發育

田原筆記

羅馬的一位詩人說過這樣一句話：「不要讓你的腋下長出山羊般的汗毛，不要讓你的腿上盛行黑黝黝的鬍鬚。」他說這句話的時候，是從一個男性的角度，希望女人都能擁有看上去光滑、細緻的皮膚。其實，這種光滑、細緻，汗毛的長度和數量恰當，也是

注十四　巴夫洛夫（Ivan Petrovich Pavlov，一八四九年九月十四日~一九三六年二月二十七日）：俄羅斯生理學家、心理學家、醫師。一八九〇年代，巴夫洛夫研究狗的胃，透過唾腺來研究在不同條件下對食物的唾液分泌，建立了他所稱的制約反射理論，並於一九〇四年因為對消化系統的研究，得到諾貝爾醫學獎。

一個女人是否健康的表現之一。結果現在這句經典的話，被好多宣傳脫毛產品的人當成了廣告語，建議女人們脫毛。汗毛的輕重，對女人來說到底意味著什麼？將之刮除，視而不見，是否也忽略了「汗毛重」的真相？

王氏女科

且不說汗毛的問題，我們和一些女孩子閒聊的時候，經常會發現一些這樣性格的女孩子：倔、有些傲慢、孤芳自賞、多愁善感，容不得別人批評，更不能跟人爭吵，哪怕是親人，一句話沒說對，馬上「變臉」，刷刷流眼淚，喜怒無常。在一般人看來，這女孩子怕是有些抑鬱的傾向，但是，從中醫的角度來說，這些性格特徵與健康、疾病有著很隱密的聯繫。

這些女孩子的性格，已經意味著五臟六腑有了失衡。說得具體些，已經意味著她的生育機能出了問題。仔細觀察的話，你會看出這些女孩子大多皮膚白皙，但胳膊和腿的汗毛比一般人重。從現代醫學的角度來說，是她的激素分泌出了問題。具體從婦科病理來看，**這是卵巢發育不好的表現——這些女孩子，月經不正常，好久不來一次，大多數人的胸部發育得也不夠飽滿，是多囊卵巢的一個信號**。

多囊卵巢是怎麼回事呢？

我們從現代解剖生理學的角度，先了解一下卵巢。女人的卵巢相當於男人的睾丸，是育種子的地方。成年女性的卵巢和她的拳頭一般大小，分為外邊的皮質，和裡邊供送營養的血管、神經和肌肉，裡邊這些統稱為髓質。

皮質就是卵子的倉庫，從一出生開始，就儲存了兩百萬個初始卵泡，每一個卵泡裡含著一個卵母細胞，這是卵子的前身，然後還有一些顆粒細胞。女孩子進入青春期後，這些初始的卵泡開始發育、膨大，生長週期就是一個月。排卵其實是月經的一個啟動力，卵泡發育成熟以後，就會跑到卵巢的邊緣，繼續膨大，突出於卵巢的表面，形成卵丘。卵丘的外膜像吹小水泡一樣，變薄，變亮，最後破裂，釋放出卵泡液，卵子就順著這些營養液游了出來。在卵巢的外面，輸卵管的「小手」早已恭敬地等著了，就像捧起珍寶一樣把卵子捧回了家中的廳堂——輸卵管壺腹部。精子就到這裡來和卵子結合。

排出卵子後的卵泡就癟了，像一個開了個口子的膜兜（皮囊），口子處有破裂的血管，血液流進兜裡，形成血塊，叫做血體。慢慢的，口子被補上了，裡邊的顆粒細胞發生了一些化學變化，和血體一起變成了黃體。大約在排卵後的第七、八天，黃體發育成熟，分泌出孕激素和雌激素。如果卵子受精，黃體就一直發育，為受精卵的成長環境，提供足夠的孕激素和雌激素。如果卵子沒受精，黃體就萎縮、退化，成為白體，身體裡的雌激素下降到一個月的最低點，月經就發生了。身體又進入下一輪循環。

多囊卵巢裡邊的卵泡總是發育不良，長不大，成熟不了，也就排不出卵子來，子宮的內膜增生以後，得不到洩洪的指令，就沒有月經。這樣的話，就是沒有卵子、沒有月經，怎麼能懷孕呢？這在治療不孕不育疾病中，是比較難的科目。

現代醫學認為多囊卵巢是治不好的，只能通過藥物或手術，暫時性地促使女性排卵、來月經。用藥，就是調節激素含量，降低雄激素含量，提高雌激素和孕激素水準。雄激素過多，是促使毛髮濃密的原因——雌激素和雄激素很好理解，一個是女性特徵，一個是男性特徵。當然，男人和女人並不只有其中一種，而是兩種都有，就像陽中有陰，陰中有陽，只不過大環境分了陰陽。

但孕激素就是女人特有的了，它能促進乳房發育，增加子宮的營養，讓胚胎順利著床。女人懷孕以後，它像鎮靜劑一樣，降低子宮的興奮度，給胚胎一個安靜、舒適的生長環境。並且，它的代謝產物能讓體溫增高，所以在排卵後，女性的體溫普遍都要升高攝氏〇．六至一度左右，這也是在為胚胎著床做準備。

手術促排卵，就是在卵巢表面的卵丘凸起處打孔，希望卵泡排出卵子來。這些方法都是暫時性的，用過以後，身體還是會回到原樣。而且，不客氣地說，這些方法會使這些女孩子的臟腑失衡雪上加霜。

卵泡發育問題，在我們中醫來看，遠遠不是絕症，是可治的，它的根源在於血海的空虛。因為多囊卵巢綜合徵的典型表現是多毛，月經稀發，好幾個月才來一次，也有根本就不來的，屬於閉經的範疇。這在中醫裡屬於虛證，血海不足，怎麼能下得來血呢？**用激素、用手術讓身體排卵、下月經，相當於「竭澤而漁」，把身體裡本來就不多的一點血給擠光，生命力流光了。**

治療的時候不能急著排卵、下月經，得把裡邊的血海填滿，蓄足水源，水滿自溢，經水自然來潮。做醫生的，不是說光讓她排卵、懷了孩子就沒事，得為病人將來的生命負責！

我們說過，月經有兩大源頭：腎精和臟腑餘血。

對多囊卵巢的病人來說，主要是一個發育的問題，一個先天性、原發性的問題，這些問題責之於腎，腎陽不足，命門火衰，或陰陽兩虛。其次才是其他臟腑的失衡。**現在的女孩子得病多，和現在的後天因素有關係，飲食不規律、不節制，零食吃太多，打亂了脾胃生化氣血的過程，肝藏的血也自然減少。**

在治療上，用藥特別需要和卵泡發育的三個階段相應調整，這也是治療婦科疾病的一個大原則。二十八天的生理週期，同一個藥、一個方子，不是每天吃都一樣的，效果差很多。所以，我們看到古代醫家開的方子，會寫明「經前幾日服用」，或者是「經後服用」。

卵泡的發育分為生長期、發育期和成熟期，分別是月經後第五到十天、第十一到十六天、第十七到二十五天——**第一階段以補肝腎養沖任為主**，調和氣血使精血充盈，為卵泡的後續發力生長打基礎；**第二階段是腎中陰陽轉化的關鍵時期，是受孕的好機會**，以溫補腎陽，填補腎陰為主；**第三階段，卵子已經排出，如果想要懷孕，就肝腎同調，兩頭供養，讓黃體發育健全，促使子宮裡的土地進一步增生、肥沃，為受精卵的著床打基礎。**

這樣有階段地調理一段時間之後，身體有了壯實的後盾，慢慢地，排卵和月經就正常了，汗毛也會褪去。

3 長斑點，血瘀凝滯的表徵

田原筆記

女人如花，是人世間的一道美麗風景。其實，女人除了靈秀如花、性情如花，還有一點跟花兒也非常相似。那就是花容長斑。

當花兒的根莖出了問題，或是感染了病菌，或是被蟲子嗑了，病痛一定會反映在花瓣上：發鏽。

女人，也常常遇到長斑的問題。現在的資訊很發達，很多人已經知道了面部長斑是因為身體裡有瘀血。

但是，女孩是否也知道，很多斑點往往跟婦科疾病共同存在？

王氏女科

女人的一生都離不開一個「血」字，很多生理活動都會導致大量的失血，比如每個月的月經來潮，比如生孩子……。所以現在好多女孩子非常看重補血，會多吃一些阿膠、吃一些大棗，市面上的女性保健品也都貼上了補血的標籤。

但這裡有一個問題，就這麼吃補血品，能有效補進血去嗎？比方說一段河流吧，它的下游乾涸了，原因有兩大類，一個是上游的水源不足，一個是上游或中游有地方發生了淤塞。不足的可以補，但不通的光靠補就不行了。從上游補再多的「血」進去，下邊有東西堵在那兒，新鮮的血液怎麼也到不了缺「水」的地方。很多女孩子覺得自己精力不濟、月經不足、到處發乾，口乾、皮膚乾，像缺水、缺血，但其實大多數情況下是有瘀有滯，不通了。

我們中醫在看婦科病的時候，比如子宮內膜出血、卵巢巧克力囊腫和輸卵管堵塞等，都很注重活血化瘀。形成瘀血的原因有很多，比方說寒凝血瘀、熱炙血凝等等。大多數人，特別是女人受寒了，就會陽氣不足，無力推動血液、無力溫暖血液，血液就沉積下來，像水結冰一樣凝結，哪裡凝結，哪裡就出現了囊腫、腫瘤……。這些變化，都藏在身體深處，平時很難察覺。但是**身體的「大河」有著無數分支，散布在體表上，面部就是一個觀察站，氣色裡藏不住任何祕密，而斑點就是一個信號，告訴你：身體的血液河流不通了，快想辦法疏通一下吧**。

活血化瘀，這在中醫裡，其實是一個通行的大法。但在用藥上，各家有不同，畢竟草藥裡面用於活血化瘀的藥有很多種，哪個醫生善用哪一種，或者是對哪一種更有感覺，就有自己的體會在裡邊。

一般大夫用紅花、桃仁和三七。特別是三七，大凡活血化瘀都把它用上，「金不換」的名頭愈來愈響，價格也愈來愈貴。我們家很少用三七，就用血竭，在治療子宮內膜出血這方面，只用血竭，做一個輔藥，和其他的藥一同起作用，它的量不是太大，一般就用十幾克，算一個得力小幫手吧。

三七和血竭，兩者雖然同樣是用來活血化瘀的，但這裡邊還有一層細微的差別：三七是五加科植物，和人參同一個科屬，每株長三個複葉，每個複葉上生七個小葉片，所以叫三七；性溫，味甘、微苦，是止血中又行血補血的要藥。血竭則是棕櫚科麒麟竭的樹脂，現在也有用龍舌蘭科劍葉龍血樹，或柬埔寨龍血樹的樹脂來代，性平，味甘、鹹。

樹脂是什麼東西呢？就是樹的血，樹被刺了口子，會在傷口處流出樹脂，這些樹脂，能封住傷口，幫助傷口癒合。中醫裡說，血竭除了活血散瘀、止血定痛，還有「生肌斂瘡」的功效。**婦科病往往會在子宮和子宮頸的內膜上有一些病變表現，或輕或重的有宮頸糜爛**，用血竭更能照顧到這些內膜的癒合，**畢竟這些內膜每個月要產生一次月經，脫落後又要重生，生長力、癒合力不強，就容易成為潛在的病位**。

所以說，婦科疾病的問題，長斑的問題，通比補要來得重要。要我們說，還要疏肝氣，還要吃〈逍遙丸〉。**這〈逍遙丸〉不僅防治很多女人病，也是美容的法寶。肝藏血，肝又主氣機的升發，把它安撫妥當，身體裡的血液生、化和運行自然順暢**。

有人可能會說，你說來說去就是一個疏肝，就是一個〈逍遙丸〉。其實大道至簡，咱們去遊樂場，看那麼多大型的、複雜的機器，能啟動和關閉它們的，不就是機房裡一個小開關嗎？**中醫管這個「開關」叫做樞機，肝就是這個樞機**。

4 家庭主婦，一定要養肝護肝

田原筆記

女人的身體是什麼？女性是感性的，更容易受到社會、家庭等物質因素的困擾，其內心情感更容易動盪不安，只有具備了「養陰」的觀念，才可能達到內心的貞靜，以此保存一個「婦道」的身體，這個身體才是健康的。因為只有這樣才能成功地保護身體中的「真陰」，免受損耗。這個時侯的女人一定是性情溫柔、從容不迫的，也就能夠獲得真正的健康幸福了！

而從積極的意義上來講，這個「養陰」的觀點，是女人身體的最高訴求和自我救贖之路，以此獲得性命的自我感知和重視。而且，女性的「養陰」直接關係到後代，是女性身體文化的最美華章。

從中醫的角度來說，如果一個女人的肝膽之氣比較旺盛，這就是很多「女強人」所擁有的特質。她們能幹，有成就一番事業的潛質，但也恰恰是這類女人，家裡、職場都很操勞，漸漸地，從起初的激情洋溢變成了抑鬱體徵。有狂躁的表現，也有鬱悶不得宣發。很多這樣的女人，收穫了事業和財富，卻丟失了自己的性別。

實際上，**歷代中醫已經為我們確立了有關女性疾病的診療標準，意在疏肝和健脾**——「血者，水穀之精氣也，和調五臟灑陳六腑。在男子則化為精，在婦人則上為乳汁，下為血海。故雖心主血，肝藏血，亦皆統攝於脾，補脾和胃，血自生矣。」

這個理解很簡單，就是要**讓每一個結了婚的女人，不管年紀多大，只要嫁人了，就要樹立一個觀點：養肝、護肝。永遠記住一句話，女人，逍遙才美。肝氣一逍遙，百病自然消**。

結婚以後和單身時候的生活就不再一樣了。女孩子在處理婆家、娘家和自家幾頭事時，容易糾結，東想想、西想想，肝主謀慮，又管情緒，相當內耗。生了孩子，跟沒生孩子以前更是不一樣。

另外就是**非正常的流產，造成了很多暗疾。疾病在早期就已經潛伏下來，到中年的時候，有了一個爆發機會。尤其是脾氣不好的人，事情一多，經歷一多，心裡攢下很多不好的情緒；這些情緒內傷，大部分是肝經的問題，肝氣鬱結**。有不少人出現憂鬱情緒，**憂鬱引起月經不調、飲食不節、睡眠不好、腹脹、大便失調等，憂鬱可以引起好多病來，甚至引發現代醫學說的絕症**。

中年女人焦頭爛額時，不少人會出現假象的高血壓，它其實不需要治療，疏理肝氣，把情緒調整過來，血壓就下來了。所以但凡來我們這兒看病的人，只要已婚，很大一部分的病，都要以逍遙散為主。我們有些時候，有治不了的病人，很多都是頑固性的肝氣鬱結的病人。

現實生活中，**夫妻吵架、爭鬥，甚至離異，這在很大的程度上是對雙方的傷害，尤其對於女**

性身體的傷害，更不可低估。其實，根本還在於如何理解「夫妻關係」。把夫妻關係擺正了，磕磕絆絆都是小事，都能被對方所忽視、包涵。過去人都說「不聽老人言，吃虧在眼前」，這話還真是不假，我們的傳統文化特別推崇儒家學說，認為「夫妻義重，父子情深」，而不是現在人一口一個的愛情，這種文化是很有凝聚力的。如果說夫妻以愛結合，愛情逝去，難道就該分手？或者說夫妻因容貌而結合，年老貌褪，難道就可以離婚？

「一日夫妻百日恩」，恩義就是夫妻之間的「禮」，你對我好，不離不棄，我對你也是好，不會負你。其實這就很單純了，和容貌、金錢、權貴沒有關係。夫妻和樂，相互體會到對方的付出，對老人自然也就懂得怎麼去包容、去孝敬。工作上也是這樣，付出，為別人著想，上司和周圍的同事、下屬也都會支援你。人情往來都順利，就沒有什麼大糾結，小摩擦都會自然化掉。

5 嫉妒的情緒會對抗精子

田原筆記

張愛玲在她的《談女人》裡說過這樣一句話：「一個男子真正動了感情的時候，他的愛較女人的愛要偉大得多。可是從另一方面看，女人恨起一個人來，倒也比男人持久得多。」

所以說，身為女人，擁有一顆平和的心很重要。

有一對開小吃部維持生活的夫妻，來看不孕。夫妻倆多年沒懷孩子，這位太太有時就埋怨起了丈夫……。

王氏女科

對於這種情況，中醫裡有個特定的病名，叫**「嫉妒不孕症」**。**這個嫉妒，說的不光是普遍意義上的嫉妒，而是包含了一系列陰霾、負面的情緒，比如憂鬱、憤怒、悲傷等等**。

人一起了嫉妒心，就要氣肚子，俗話叫憋氣。《黃帝內經》中說：「二陽之病發心脾，有不得隱曲，女子不月」。所謂「隱曲」，就是一些心裡糾結著、放不下的事，又不能跟別人說，只能放在自己心裡反覆琢磨、猜想，結果就影響了月經，月經來得不正常，孕事必然出問題。

而到了《傅青主女科》中，更直接說到情緒與不孕的關係：「**婦人有懷抱素惡不能生子者，……誰知是肝氣鬱結乎！**」就是說，**一個缺乏氣量的女人，長年懷不了孩子，其實，她是肝氣鬱結了**。**肝氣一鬱結，就跟發生連環車禍一樣，影響到其他的臟腑**。肝木克脾土，肝氣不疏，上犯脾胃，氣得吃不下去飯。而且，腰上的帶脈也跟著堵塞。

子宮的鄰家都被鬱結的肝氣頂著，子宮也氣鼓鼓的，對精子也不客氣，就很難懷孕了。古代的女人比較單純，那時候就是不讓出來，在家裡邊待著，大多數沒有受教育，知道的事務很少，這樣的情況就相對好一些。有知識、有才幹的關在家裡邊，不得舒展，久了就會有一個嫉妒不孕症。

以皇帝的女人為首，一些大官、大財主，娶了好幾房的媳婦，愈盼生個兒子，就愈是連個動靜也沒有。肯定沒動靜啊，三房嫉妒二房，二房嫉妒大房……，肝氣都不疏，就都不懷孕了。有的是男人新娶下的第七個老婆生下孩子了，前面的老婆就不生孩子了。有一個原因是男人娶的老婆多了，有一些損傷，但女人的嫉妒心也是很重要的一個因素，這裡頭包括現代醫學裡說的**抗精子抗體型不孕症**。

平遙縣機關裡頭工作的一個女人，瘦瘦的，結婚十五年都沒有孩子，就查了一次，男女雙方都好，就是有點抗體，抗體一直解決不了。在現代醫學裡說，實際上是酸鹼失去平衡，內分泌紊亂。我就告訴她，你就先不要生孩子了，你先吃吃藥吧。

她的不孕是有前提的，因為周圍的人家都是生了孩子，就她結婚之後沒生。其實她和先生感情挺好的，倒是因為旁人都在說她，婆婆說她，小姑子也說，說你嫁過來多少年，沒有孩子，人家會看不起的。大環境造成了她的壓抑，這類似於以前女人的嫉妒心。這種病，必須先從心情上讓她放鬆，**肝氣不疏，吃什麼藥都沒用**。

我給她開了調理的方子，但不告訴她有幫助懷孕的藥效，只跟她說，讓你吃的藥對你有好處，但是你不要想生孩子。就是先讓她放鬆一些，別讓她以為吃了這個藥就能有孩子。不能這麼告訴她，因為一告訴她，她就會等待，一等待她就會有焦慮。結果才過兩個月她就懷孕了，最後還生了雙胞胎女兒。這就是典型的肝氣鬱結。

好多婦女不生孩子挺痛苦的，來看病就老哭，哭得我們也傷心得不行。我們就跟她說，你哭我沒辦法開處方，你不哭我就給你開。這樣的事情真是非常難受的。

因為有抗精子抗體懷不了孩子的人現在愈來愈多，從這名詞上就能看出來，這種抗體對抗精子，在精子和卵子之間豎起了一道防線。**這種抗體在男性、女性的體內都可能產生，女性產生的機率要更大一些。**

現代醫學認為，**存在這種抗體的女性，一般有過子宮內膜炎、陰道炎和輸卵管炎等炎症史。直接原因則通常是因為在經期、產後發生性交，子宮內的一些殘留物質還沒有清理乾淨，或者生殖器官異常出血。這個時候，精子就跟女性的血液有了直接接觸，這「雙方」平時誰也不認識誰，血液中的免疫因子偶然見到「陌生人」，直覺認為是敵人，於是啟動了全身免疫系統的一級警報，以後一見著精子就撲殺。**

中醫對於這類不孕症的解讀就更奇妙了，**它完全源自女性天生細緻、敏感又易受影響的內心世界，是肝氣鬱結的結果。**這樣的女性看醫生的時候，負責任的醫生首先應該幫助她跨過心裡這道檻，讓她不要老想著生孩子的事，先放鬆心情。**肝氣鬱結不是一天兩天形成的，在這之前，每每情緒不好，肝氣就受到了影響，肝經像一條發生了交通事故的馬路，到處壅堵。**

有位同行，治療**抑鬱症**（**中醫裡屬肝氣鬱結證**），就用針灸的方法。他的道理很簡單：人們都認為情緒出了問題，才讓經絡堵塞。情緒這回事，很難解決。但是，他巧妙地想到：反過來說，也有可能現在的問題已經不在情緒上，反而是經絡的長期堵塞，使心情不暢，這樣一來，先不說怎麼調節人的情緒，先把堵塞的經絡通開，自然就不抑鬱了。這也是西方目前比較推崇的身心醫學。

我們家一再強調說，結婚後的女人要注意調肝，這個調，不光是調節情緒，疏通交通，讓她別老自己製造「肝經上的交通事故」，還得把問題的癥結——肇事車輛處理好。

6 白頭髮，源於肝腎不足

田原筆記

步入中年，某天早上起來，看到頭上的白髮又多了幾根，不免傷懷。還記得看見第一根白頭髮的心情，快速地拔掉它，再撥攏頭髮，試圖遮掩些什麼。白頭髮，讓人有葉落知秋的傷感。

很多看起來優秀的女人，工作起來不讓鬚眉，但是，她們有人說，怪了，早晨還挺有精神，一過中午，就感覺眼睛疲澀，盯不住東西，甚至頭暈腦脹，不停地流淚水；最無法控制的是心情和脾氣，不時的憂鬱交織著暴躁。

一次，訪談過後，和王氏女科談到自己不斷發白的頭髮，大哥長嘆一聲，語重心長地說：「田老師，你這是累的呀。」

是啊，我何嘗不知道自己過於辛苦，但是，這也是心中的一個糾結，事業充滿了激情和熱愛，身體卻一直在透支……。

王氏女科

你這個白頭髮呀，要我們王氏女科看，不是老了，而是累了。

頭髮，中醫認為是「血之餘」；「腎者，主蟄，封藏之本，精之處也，其華在髮」。**頭是人體最高的部位，身體的精華，最輕靈的部分都蒸騰到這裡來，頭髮就能烏黑油亮。**

精血同源，精和血就像一對雙胞胎，精不足的時候，血可以化為精去幫助它的工作；相反，血不足了，精也可以化為血。**肝藏血，腎藏精，兩個臟腑之間有著很親密的關係，它們相伴守在人體最下端，說句白話，精血就是鍋底那些好東西，頭腦用的精氣，都是從這裡蒸騰上來的。腎陽之火，就是灶下這一把柴火。**

頭髮發白，是肝腎供血供精不足的表現，如果是年近花甲，頭髮逐漸變白是很正常的，因為肝腎的精血不足是自然衰老的結果，但如果是中年白頭，不至於說年老到髓海空虛，大多數還是用腦過度的問題。

本來，**人到中年，腎精之氣隨著年齡的增長，已經開始慢慢衰弱，它的火種正在一點點熄弱，「本錢」也所剩不多，特別是早年有過非正常流產經歷的女人，當時的用藥和創口，埋下了不少暗疾。**不少人在中年後出現了反覆感冒、白帶和月經異常等症狀，就以為自己是最近太累了，很少人會把這些症狀和多年前的流產聯繫在一塊。其實，這些小狀況，是最應該盯緊的，要防範暗疾發作。

說起來很矛盾的就是，在工作上，中年卻是黃金期，積攢了近二十來年的經驗，個個都成了組織裡的骨幹，要思考很多事情，消耗超過了身體原來的定額分配，腎氣就供應不上了。

有些女人，在這個年齡段發現自己心臟好像也不得勁，有時候心跳得很快，發空；有時則是憋悶，連續做幾個小時的工作，就要頭暈。到醫院一查，就說這是血壓高，是心臟病……，開一些降壓藥，擴張血管的藥物，讓你回去降血壓。

其實，**中年人的高血壓往往是個假象，跟白頭髮是同一個道理，頭腦用血太多，肝腎供應不上，就要加大火力，提升輸送壓力，就像長途輸電都用高壓電一樣，這是身體的自我調節。問題在於兩個方面：庫存不夠、耗用過多。解決方法應該是開源節流，如果單純為了降低血壓而用降壓藥，精血更送不到頭上去，血壓是不高了，頭腦也不脹了，但其實反而是空轉，更容易營養不良，埋下老年癡呆的隱患。**

山西靈石有位大醫李可老先生。他認為，**現代人陽虛的太多，陽虛得太厲害，高血壓就是陽氣不足，清氣不上頭，濁氣上升的一個表現。而且，中醫裡根本就沒有「高血壓」這個詞。**這個觀點有一定的道理，**肝腎供不上來，確實就是沒有氣力了。**

大多數醫家強調要保養、補肝益腎，這部分已經說得夠多，我們更要強調的是，人到中年，要自己主動緩一緩，在工作上、生活上都要有意識地騰出一段緩衝期來。為什麼那些一累就感覺血壓高、心臟不舒服的人，一到郊外，或者到外地去度假，血壓不用醫治就自動降下來？一回到工作生活的城市又發作？其實就是過耗了，**醫生診斷的心臟病、高血壓，都是假象，一種虛證。**

這樣的病，如果把自己交給大夫去治，這後半輩子都得「跟蹤治療」，不管中醫、現代醫學都一樣。**這種病，不是病，而是生活狀態的問題，就得自己治，也只有自己能救自己。特效藥方只有兩個字：放鬆。**

身為女人，你要相信，到了中年不該再拚命工作，而是讓自己從容而有魅力，生活和工作節奏慢下來，過上一段慢生活。這對身體放鬆大有好處，特別是安全度過更年期後，你的「本錢」就比一直忙碌工作的同齡人要足得多，以後的路會走得更遠。

第六章

重新認識腫瘤

田原筆記

我知道大家對「腫瘤」這個名字有多麼提心吊膽，當我唸及它的發音時，子宮也在輕微顫抖。有人告訴我們，它是突然到來的，就像一場噩夢，生命如同賭博，誰的運氣好，誰就可以安然無恙。也有人寬慰我們，沒有關係，醫學昌明，一個小手術，就可以獲得重生。還有人對此三緘其口，不願觸及，只有愛人知道她的痛苦：手術後，那些小東西在乳房上出現了，命懸一線。

誰在告知著誰？誰在被告知著？我們聽醫生的？還是聽過來人的？

為什麼在科學技術和資訊傳播如此發達的年代，大家仍然無法確知自己身上正在發生、將要發生什麼？

必須迎頭去獲知，自己拯救自己。

接下來的一章，我要寫出它的名字了。

一起來，解構它！

診室對話：子宮肌瘤病人

田原：「你現在感覺怎麼樣？在這兒吃了多少藥？」

病人：「一年多了，比以前好多了。」

田原：「當時有什麼症狀？」

病人：「當時西醫診斷就說是一個小肌瘤，可是流血不止。刮了宮還是長。兩年刮了三次。刮了還增生，反正老是有。去年過中秋節，就不能吃飯，噁心。這個地方呢，跟生小孩的感覺一樣，疼、憋脹、下墜。」

田原：「現在不疼了？」

病人：「不疼了。調理了幾個月。」

田原：「你今年多大？還有月經嗎？」

病人：「四十八，有。之前不正常。不過現在好幾個月都正常了。基本上每個月正常來了。僅僅是有時候不準。」

王氏女科：「她原來的毛病是什麼呢？就是子宮內膜增生。西醫確診以後，用藥止血，止不住血，就刮宮，刮完以後出血，第一個月走血（出血不停）走了一個多月，走血走的有饅頭那麼大一塊的血塊，用了最頂尖的西藥，根本治不了，就找我們看來了。我一共給她開了三副藥，吃完第一副的時候，還走血，出血好像比原來多，但我就跟她說你不要怕，不要緊張，這是所謂的『逐瘀生新』，還要出，肚子還要疼一陣。吃完第二副藥血就少了，血塊也沒有了，都是大紅的了。用了三副藥，就好多了，這是她第八次來了，每次來月經的時候過來調理一下，這個病慢慢就好了。之前西醫要給她切除子宮。」

田原：「因此切除子宮的女人很多呀。」

王氏女科：「太多了，太多女人的子宮因為肌瘤被切除掉了。」

田原：「她未來的身體情況還能控制嗎？」

王氏女科：「她的子宮內膜情況還沒做病理檢查。但是，去年八月份、九月份的時候，我已經給她加上抗癌藥了，擔心她有異變。」

病人：「看一次比一次好。」

王氏女科：「精神、睡覺，各方面基本上都比原來好。」

田原：「從經驗當來看，這種內膜增生，反反覆覆流血，有可能造成惡變。」

王氏女科：「有可能。內膜惡變。這裡邊還包括子宮內膜異位，異位容易造成惡性病變，但是我可以預防它。開的幾副藥，主要是〔十全大補湯〕和〔逍遙散〕。」

田原：「她的情況就能完全調整過來？」

王氏女科：「只要藥對證了，沒問題。關鍵是要弄懂這個病人需要用什麼藥，必須三副藥就立竿見影。」

田原：「三服藥立竿見影，為什麼這樣說？」

王氏女科：「必須要達到這個效果。如果三副藥控制不了的話，估計那個病人就有點大問題，控制不了。」

田原：「囊腫可能還好解決一點，無論中西醫，肌瘤問題不好解決，對你來說呢？」

王氏女科：「對我來說，肌瘤能控制，比如說它原來那麼大，不讓它再長了。如果一個中醫說三到四公分的子宮肌瘤能消掉，我覺得不那麼容易。囊腫也分很多種，不可一概而論。」

1 種好孩子，不生瘤子

田原筆記

女子醫院、男科醫院、三高和糖尿病門診、心理熱線、工作招聘、坐月子保母廣告等等，在圖書、音像、電視、廣播裡，八成有這些內容。看似有很多專家在為大眾解答，實際上，這裡遍布著似是而非的宣傳和誤導。在我們熟知的小兒性早熟、青春期激素治療、無痛人流、營養保胎、剖腹產、坐月子、家庭節育計劃和更年期調理中，其實有著很多商家的利益在湧動。

比如子宮肌瘤，目前各方認可的看法，是有人工流產經歷的女性，因為在手術時，瘀血沒有清理乾淨，或者根本無法清理乾淨，畢竟是在嬌嫩的子宮裡，動了刀子。經年累月地，瘀血被子宮內的薄膜包裹，又接受身體氣血的「餵養」，就愈變愈大，甚至從一個，到兩個、三個……。然而，在你接受人流之前，你是不會知道這些的，九十九％的醫方會告訴你：創口小、無副作用。

女人，你沒有一點疑問嗎？

說到子宮肌瘤的話題，我就想起年輕的時候，遇過一個老中醫，六十多歲的年紀，長得卻非常年輕。他當時是大隊裡唯一的赤腳醫生，所以什麼病都治，尤以治女人病最有療效。村民給他起了個挺響亮的外號叫「老神醫」。

因為我們家祖傳的就是女科，所以沒事的時候就去找他聊聊天。老神醫愛抽旱煙，幾次聊得高興了，就把煙葉給塞上，一邊吞雲吐霧，一邊和我討論醫理。他說的一段話，至今我們仍記憶深刻。老神醫一邊敲煙袋一邊說：「這女人啊，是上天賜下來的，經、帶、胎、產，是老天爺給她的使命。你說這女人月經不好不行，帶下不好不行，不懷孩子還是不行。我跟你說，小伙子，這女人是生孩子愈多，愈沒有毛病。**子宮就是長孩子的地方，不長孩子就要長別的東西**。有一個很有意思的現象。**長了子宮肌瘤的脈象，跟懷孕初期的脈象十分相似**。她的子宮和身體不斷地經歷鍛鍊，它是一個良性循環，不停的流通、補充，中斷這個過程是萬不得已的。**所有的避孕都是非正常的，不只是說傷了子宮不好，就是說，用個避孕工具都是下策呀。**」

這話現在聽著挺叛逆，但是細細一琢磨，也有點兒道理。現在活到八、九十歲的老太太，沒有哪個說自己長了肌瘤的。可能也有，但肯定要比現在人患這病的機率小得多。**女人每一次懷胎的過程，都是對子宮的一次歷練。懷胎時，所有氣血都向子宮集合，儘管總會出現嘔吐，或者浮腫、失眠的情況，但是這些表面的不舒服總歸只是一個小階段，而懷胎十月，氣血對子宮能量和營養的補充，卻是千載難逢的機會**。而且，**大量的血液和精氣的往來，對女人來說，最重要的是**

讓任督二脈得到了通透和濡養。當然，還有產後那一兩個月的悠閒假期——金月，不能不說，在生理和心理的層面，都給了女人一個靜養的好機會。**女人到中年，孩子愈多，自己得病也愈少，為什麼呢？孩子們的事就夠她想了，她就不想自己了，有一種精神上的寄託**。

所以，有的女人自己也說，很懷念年輕時，生孩子的時候雖然疼得死去活來，但是產後連著一兩個月坐在炕上，頭上裹著毛巾，穿得暖暖和和的，全家人都圍著她轉，那個滋味兒，想想都美。

而現在呢？很多女人忙得沒時間生孩子，結果就應了那老中醫的話，愈來愈多的女性，在她那原本該長孩子的地方，長了別的東西……。不管他說得科學與否，還是值得現代人反思的：是不是走得太快，太忙碌，反而離生命的本質愈來愈遠？

2 肌瘤，就是樹幹上的樹瘤

田原筆記

和柴老訪談的時候，她談到肌瘤，用了這樣一個比喻：「肌瘤、囊腫就像樹瘤一樣，好好的一棵樹，凸出來的一個大腫塊。這樹瘤呢，誰看著它都覺得不好看，知道它是樹的一種病態反應。而我們的肌瘤、囊腫是長在身體裡面的，外表也看不出來，就知道月經不規律了，也沒當回事，等到受不了了，去醫院做檢查，它已經長得很大了。」

這些年，隨著生活水準的提高，患子宮肌瘤、卵巢肌瘤和卵巢囊腫的女人愈來愈多，大多是在做懷孕婦檢、年度體檢的時候突然發現了瘤子的存在，驚異恐懼，這瘤子從此就長在了心上，不時讓人感到揪心的疼痛。

肌瘤，我們如何才能直觀而大局地看懂它？

王氏女科

子宮肌瘤到底是怎樣的一種東西？我覺得，用一棵樹上結的果子來比喻，再貼切不過了。佛家說：「種善因，得善果；種惡因，得惡果。」身體就是這棵樹，就是這個因，健康和疾病就是這棵樹上結的果。從這一點上來說，男人女人都是一樣的。一個人，長到三十歲左右，就應該有所明白，無論是事業，還是家庭，是養花種草，還是養寵物，這裡邊都有一種「養育」的觀念和方法；一法通萬法，**只有遵循萬事萬物「生長」的自然規律，才能收穫正果，不然終究要出事**。

一個人的身上，所有地方都可能長瘤子。女性最擔心的子宮肌瘤、卵巢肌瘤、卵巢囊腫、乳腺增生、乳腺囊腫、乳房脂肪瘤和乳房纖維腺瘤，甚至各種臟器上長出的瘤子，其實都是一根線上的蝗蟲，除了應急時要治標，最終還要從線上著手，否則一隻蝗蟲、一隻蝗蟲地去抓，是沒完沒了的。

在中醫婦科來講，只要下腹部有結塊，伴有或脹、或痛、或滿、或異常出血的症狀，統稱為「癥瘕」，和「真假」同音。**「癥」屬血病，是有形的、固定的腫塊，痛起來位置是一定的。「瘕」則屬於氣病，是時有時無的、可移動的腫塊，痛起來位置不定。總體來說，都是氣血不通之後出現的問題，氣滯、血瘀、痰濕瘀阻，形成了結塊。**我前面介紹過，生育期的女性以肝為重，每個月的月經期，要消耗大量的經血，肝這個大血庫就顯得特別重要。**肝氣的運行能否暢通無阻、清爽潔淨，決定了肝經這條女性大主幹是否健康。子宮、卵巢、輸卵管和乳房是這條大主幹上的四大住戶，聲息相聞。**

對於每個部位的結塊，現代醫學分類分得很細。比方說子宮肌瘤，子宮有三層，從外到內，依次是漿膜層、肌肉層和內膜層，我們看內膜病看了很多。內膜靠著宮腔，它在卵巢分泌的性激素（主要是雌激素和孕激素）作用下，一個月脫落一次，這就是月經。月經正常，說明卵巢和子宮的功能好。在內膜下長的肌瘤叫黏膜下肌瘤，向宮腔內凸起，等來月經，內膜增厚、脫落時，這一塊不平整的地方就很不容易收口，經期就會拉長，經量也比健康人大。檢查時這種肌瘤很容易發現。

所謂的子宮內膜異位，最常見的是內膜跑到卵巢裡面以後，每個月到經期時脫落了排不出來，時間長了，血液就會變陳舊，從而形成一個囊腫，變成巧克力色，所以叫巧克力囊腫。此外，**內膜還可以異位到肌肉層，叫做子宮肌腺病。**

我認為，目前不管是中醫還是現代醫學，對於子宮肌瘤都不敢打包票說完全根治，包括子宮內膜異位症。但我個人很不贊成現在主張的手術療法，**子宮肌瘤本身是良性的，發生惡變的機率很小。**如果是良性的，不需要手術；如果是惡性的，手術只能治標不能治本，治完標以後就完事了嗎？長不長肌瘤，是身體五臟六腑這些根本所決定的，子宮的瘤子只是這棵不健康的樹上結出來的果子。想一想，**如果果子長斑長蟲，你不治蟲害，光把果子給摘了，管用嗎？肯定不管用，以後還會在別的地方長出更多的壞果子來，這就是乳腺癌、肝癌和肺癌等其他臟器的惡病變。**

3 切除子宮、卵巢，等同「閹割」

田原筆記

作家畢淑敏，在親身訪談過賀氏基金會（Hers Foundation）的熱娜女士（一位曾因子宮肌瘤而摘除了子宮和卵巢的女士）之後，寫下了一篇〈費城被閹割的女人〉，文中傳遞了熱娜對目前普遍存在的、輕率摘除子宮的醫療行為的痛斥：

「勸你做子宮摘除術的女醫生會說，你還要你的子宮幹什麼？你已經有孩子了，它沒有用了。**在這種時候，女醫生顯示的是自己的權力。她只把子宮看成是一個沒用的器官，而不是把它和你的整個人聯繫在一起。**在美國，摘除女人的子宮，是醫院裡一樁龐大的產業。每年，婦女要為此花費八十億美金。這還不算術後長期的激素類用藥的費用。可以說，**在藥廠的利潤裡，浸著女性子宮的鮮血。所以，醫生與藥廠合謀，讓我們的空氣中彌漫著一種謊言，他們不停地說，子宮是沒有用的，切除它，什麼都不影響，你會比以前更好。**面對著這樣的謊言，做過這一手術的女性，難以有力量說出真相，總以為自己是一個特例。她們只有人云亦云地說：很好，更好。於是謊言在更大的範疇內播散。」

這些事實，我們其實早已從身邊的女性親友那裡得知，只是一直沒有去直視、去正視問題的嚴重性。

王氏女科

我們在幾十年的臨床診療中，遇到不少肌瘤類疾病的病人，其中也包括現代醫學認為的子宮內膜增生、增殖症和子宮內膜異位症，她們有一些共同的症狀：子宮出血、痙攣、劇烈疼痛，甚至經血中夾有大血塊，連續幾天不斷，有的人甚至出血兩到三個月不止。現代醫學認為肌瘤非手術不可，有一些位置不便於手術的肌瘤，難以摘除，就要切除子宮，防止惡變的發生。

我們有不少病人，到處看病，已經到了太原婦幼醫院，準備要切除子宮，馬上要辦住院手續了，又彎回來，問人怎麼樣能為她聯繫一個老大夫，後來就到了我們這裡。我們在診治這些病者的過程中體會到，中醫中藥的辦法，有著很好的療效。

中醫認為癥瘕多因為肝腎之虧、肝腎失調、水火不能既濟、水不涵木，生氣和勞累，特別是置入避孕器和流產，是最直接的觸發因素。它們使得體內陰陽氣血失調，也就是現代醫學所謂的內分泌失調、激素水平失調。所以，雖然癥瘕這個證在現代醫學分類中種類繁多，但終究脫離不了肝腎失調的大範疇，只要臨證注意、細心診斷，本著「急則治其標，緩則治其本」的原則，掌握三因學說，一定會收到良好的療效。**對於我們的傳統醫學，婦女們還是要多一些信心！給子宮、給自己一個恢復的機會，不了解清楚子宮和卵巢的重要性以及切除子宮和卵巢的影響，就貿然做出接受手術的決定，把一切全交給醫生，是對自己的不負責任。**

在面臨切除子宮或卵巢的選擇時，很多人的第一反應是問說：「大夫，我以後還是個女人嗎？」大部分專家會解釋說：「卵巢是女性排卵的器官，子宮只是生育孩子的器官，切除子宮，只是沒有月經，卵巢照常分泌雌激素和孕激素，女人的第二性徵不會改變。如果是切除卵巢，還可以長期服用各種激素類藥物維持身體的激素平衡，女人的第二性徵會得以保留。」

但是實際上呢，就像畢淑敏那篇文章所說的，**切除卵巢就是「閹割」。這個詞很粗暴，但是直接到位，這對女性今後的生理和心理都有很大的影響。在中醫來說，切除卵巢相當於把女性的「陰性」連根拔除，這是女人的根本屬性。**在這之後，身體的陰陽出現了根本上的大失調，陰衰陽亢，性情改變，等於是即時進入了更年期。

切除子宮也並不像專家說的那麼無關緊要。首先，**子宮為雙側卵巢提供五十%至七十%的供血，當子宮被切除，卵巢成了無水之木，必然會逐漸枯萎，人也就提前衰老**。其次，**子宮不再有月經，臟腑的餘血再也沒有了排泄的途徑，女人的肝經，被潛在性的從下部封住，下邊無路可走，氣血——尤其是得不到每月釋放和更新的濁氣和濁血，就會往上湧，因為身體裡只有這個方向**。

所以，我們在臨床上可以看到，**很多婦女在切除子宮後，身體的第一個反應就是咳嗽，這簡直可以說是必然的——女人們，不要以為這是小事，只是受了風寒咳嗽，事情遠沒那麼簡單**。

有個觀點，希望大家都能牢牢記住：**身體的一切症狀都不是偶然的，背後傳遞出特定的資訊，從留意這些小警報，開始著手我們的日常保健，身體才能長治久安**。

子宮切除後，盆腔一下子空虛了，沒了核心。沖、任、督、帶——四脈在切除中也受到了損傷，很快的，帶脈就會出現鬆弛，腰身寬了。更難受的是，**月經通道的喪失，會導致身體的潮熱和煩熱。因為卵巢還在啊，每個月的激素分泌還是有規律的，它依舊命令身體血液定期更新，臟腑餘血仍然往血海奔，一次次的新陳代謝被中途制止，一些廢棄的物質就在血液中積攢，身體開始發熱、加大排汗力度，想把濁物從毛孔和五官、九竅**（七竅之外，另有前後二陰，合為九竅）**中排泄出去，就會出現悶熱、大汗的症狀；身體到處發癢，尤其是在一些孔竅部位，像耳朵、眼睛和二陰等處，黏膜搔癢難耐，一撓就破潰**。

我們說**倒經**的時候，曾經說過子宮內膜異位的事，其實，除了那種很明確的對應關係，黏膜和黏膜之間還存在著廣泛的聯繫。比如說，**卵巢分泌的激素會調動子宮內膜的增厚和脫落，當子**

宮被摘除以後，這些激素水準的波動，同樣能對其他黏膜產生刺激，而且是更明顯的刺激。當然，這方面的研究，目前還很少，這只是我們王氏女科的看法。

在面對醫生「切除」的建議時，歡迎更多女人回歸傳統醫學的懷抱，這裡，仍然為生命的完整留有一份尊重。

4 肝經若不通，腫瘤易上身

田原筆記

近些年來，女性好發宮頸癌和乳腺癌。這些癌症，早期發現、治療還有較高的治癒率，發展到後期則成危及生命的惡病。不久前，對廣東女性宮頸癌發病率的一項調查顯示，近五年，因宮頸癌住院的人數增加了六十七．八％，二十多歲的年輕患病人群也明顯增多。

幾年前，知名女演員李媛媛因宮頸癌過世了；相隔一年，香港女藝人梅豔芳也因為同樣的病而過世……。這麼多名人都得同樣的病，一時間，讓好多女性開始關注這個特殊的部位。

一個白領女孩說，她每半年就要做婦科的全檢，同單位的很多女同事也都是這麼做。隨著體檢的普及，宮頸癌和乳腺癌的患病率呈倍數上升趨勢，這裡頭有一部分原因在於篩查面的擴大，一部分原因則是這個疾病的泛發現狀。

其實，檢查、治療不是硬道理，預防、不得病才是王道。女人們，怎樣才能自信、放心地對宮頸癌和乳腺癌說「不」？

王氏女科

其實，宮頸癌和乳腺癌，還有之前說的各種瘤子，並不是沒有原因就發生的，而是有跡可循。**有這樣一個指標，能夠幫助我們提早發現一個人是否有患上這種癌症的傾向。這個指標就是：肝經疏通程度。**

肝經疏通的人，情緒平和、開朗，身體沒有太多積攢下來的廢物，心裡通透，身體也通透，便會輕鬆快樂。**這樣的人，就不容易出現氣滯血瘀的問題。沒有傷口、結塊，也就沒有腫瘤的生長之地。**

現在挺流行一個名詞：幸福指數。**肝經這條主幹道疏通的人，就是幸福指數高的人。**如果一個人不愁吃穿，物質富有，但慾望還在膨脹，處處愛跟別人比較，他（她）是不會有多高的幸福指數的。「人比人，氣死人」，老話說得有道理，**常氣肚子的人，糾結，氣急敗壞，自己跟自己過不去，內耗得久了，得腫瘤的機率就要高一些**。不妨反問一下自己，你覺得現在的生活、工作讓你覺得幸福嗎？

中醫有個說法，叫**情志致病**。就是說，人的情緒好壞，對五臟六腑都有影響，既決定健康與否，也決定了容易患哪些疾病。**為什麼我們一再強調女人要調肝？一來女人以血為本，要靠肝血滋養，二來足厥陰肝經從大腳趾外側，經過腳內踝，順勢沿小腿內側而上，再沿著大腿內側，繞過生殖器官，經過小腹，終止於乳頭下第六肋間。我們看這個路線就明白了，宮頸癌和乳腺癌等婦科相關肌瘤，都與肝經有關係。**

除了鬱氣之外，肝經的濕熱，也是一個導火線。導致濕熱的原因，主要是飲食上的無所顧忌，魚、肉吃得太多，還有吹空調、出汗少的問題，濕氣也排得少。現代醫學目前診斷宮頸癌的證據，就是做病理抹片，按巴氏定級別。**一般來說，巴氏三級就懷疑是癌。但在中醫來說，這個級別只是說明她的肝經濕熱比較嚴重，同時會伴有胸脅脹痛、腹脹、口苦、陰部濕癢、帶黃異味的症狀。**

預防各種腫塊，最該疏通、清理的就是身體主幹道，肝經：一是疏通肝氣，一是清理肝經的濕熱。

如果光說情緒，其實是很難控制的。刻意用控制的態度來壓抑情緒，有時會造成更嚴重的後果，這是一種對抗性的解決方法，不長久。我挺贊同佛家說的一個觀點：「生怎樣的性，受怎樣的苦；要想不苦先化性，性圓、性光、性明灼。」修身養性，是一個人一生都應該堅持的事情。

但在修身養性之外，還有沒有更易行的方法，讓自己在肝經的氣血剛起波瀾的時候就察覺得到呢？有，感受一種狀態：緊張。

在辦公室處理文件，在路上行走趕路，在廚房做飯，在和孩子說話的時候，你可以隨時隨地出一下「神」，以一種既「身在此山中」又「旁觀者清」的雙重角度來體會、觀察自己的身體狀態：身體完完全全投入到當下所做的事情中了嗎？在很多時候，你會發現不是這樣的，雖然那一個片刻身體很忙，心裡也很急，但這個急和這個忙不是全然契合的。這個身體常常透著一種緊張感，**緊張不是一種情緒，是情緒和疾病塵埃落定之間的一個狀態、一個過程，這也是我們可以從它入手，來調節我們情緒的原因。**

緊張表現在哪裡呢？你可以從頭開始體會：眉頭是不是皺起來了？臉上的肌肉是不是繃得緊緊的？肩頸是不是不自覺聳起了？雙手是不是拘謹著？腿呢？腳呢？是不是擺放得很不是滋味？更關鍵的是，你一定能感覺到自己心裡的一陣陣焦急，不知從何而來的焦急，就是要急著把這件事情做了、完畢了，接著下一件事繼續忙碌。現在大家都在忙碌，事情一件接著一件。緊張就像城裡的車輛廢氣一樣，彌漫在社會、職場、家庭和我們身體的每一個角落裡。

緊張，就是對氣血的一種瞎指使、內消耗，給秩序井然的氣血大軍添亂子，到處留下爛攤子，疾病就在這裡埋伏了下來。

緊張有外來的，有內生的，有意識地觀察自己，用十幾次的深呼吸把緊張呼出去，讓眉頭、肩頸鬆下來，慢慢就會感覺到一種結結實實的安然感，通體舒泰，時間久了，身體裡的尾氣就被釋放了出來。

至於濕熱的問題，還要從口治理。少吃煎、炸、辣的食物，減少肉食的比例，清淡飲食。這樣過一段時間，你一定會發現身體疏朗了，病也沒了蹤影。

這才是你的靈丹妙藥。

下篇　我的子宮是個易碎的花瓶

今天，我終於談及子宮一詞，談及這個布滿花紋的盛大容器
我的子宮是個精緻而易碎的花瓶
從未孕育過會說話的胎兒
這是哽在我喉嚨的一根軟刺，多年來
困擾著我的人生。但我帶著它
在詩行裡走過千山萬水
月亮是它的子衣，詩歌是它的羊水
山川河流是她腹中強大的生命
請不要問及我的孩子，它是成熟的麥地
是秋收的果園，是堆滿食物的紅房子
高聳的喜瑪拉雅，是它高大的身軀
翠綠的叢林山崗，是孩子漂亮的花衣
我有長江、黃河的骨血，天空是我的子宮
大地是我的孩子。多麼幸運啊
空無一物的詩人，你在紙頁上
孕育了多少生命，你是宇宙萬物的母親！
——子衣．《我終於談及子宮一詞》

第七章 胎兒的訣別

田原筆記

胞宮，這個神祕的臟地，幾乎蘊藏了女人的所有祕密，並體現在每個女人的生命歷程中。胎，便是這沃土上結出的果。男子將陽剛之精播灑在女子陰柔的土地上，陽精與陰精相合，種出兒女來。女人用全身心滋養著這一顆種子，和新生命一起體驗成長的喜悅：小而密的心跳、淘氣的踢腿、幾天翻一番的生長……。

瓜熟蒂落。生產，自古是女人必須要跨越的生死線，在一波強似一波的陣痛中，女人幾乎傾盡自己的生命能量，才能為懷裡的小生命打開塵世之門。可以說，沒有一個產婦不是近乎虛脫的，然而，當「哇──」的一聲啼哭響起，所有苦痛即刻被沖刷殆盡。產後的子宮，如同剛剛收穫的土壤，疲憊不已，又心滿意足。

在春耕秋收之後，女人的胞宮，進入了冬藏期，天賜的生育力悄然恢復，為來年春天的「耕種」做著準備……。

然而，在剖腹產盛行的年代，女人無需再擔心「難產」。懷不了孩子，孩子懷到

四、五十天就停育，已經成為了很多家庭的危機。

三年多的等待，數著日子地等到這一天，「好朋友」一個多月沒有來，用了三個大品牌的驗孕紙，都顯示為陽性。我激動得滿臉通紅，手足無措。怕手機有輻射，第一次「盜用」單位電話，用顫微微的聲音告訴老公，告訴婆婆：我懷孕了！然而，六十天過去了，似乎還沒有什麼真實感，還覺得肚子裡仍然空蕩蕩的，還沒體會到像別人說的那樣，孩子用他的小手小腳踢媽媽肚皮的奇異感覺。我的寶寶，只用了一抹從我身體裡流出的紅色血液做為絕別，便永遠離去。

幫我做了刮宮的醫生說，胎兒已經停止發育，心音消失，保不住了。這個曾經融於我骨血的孩子，就像是大樹上被砍掉的枝椏，永遠不會有人了解大樹的痛，在落刀的地方，永遠會留下一個疤……。

——一位網友

王氏女科

這些年，我們在臨床上觀察到的孕婦，當屬不孕、胎兒停育的女性居多，其中又以陽氣不足為主要原因，數量劇增。也就是說，種子（受精卵），精子和卵子的問題，以及伴隨出現的不孕不育現象，已經成為一個時代疑難問題了。

在所有的醫學科目裡，我們是這麼看的，男科和女科，或者說婦科，最能看出社會發展趨勢。事情都要人來做，物要人來生產，生活也是人的生活。這人，是什麼樣的人，直接決定社會的未來。我們先看男科，**有三大病種：不育、陽痿、前列腺疾病，愈來愈好發，已然成為男人身上名副其實的「三座大山」**。無獨有偶，**女科也有對應的三大病種：不孕、月經病、肌瘤**，這都是橫亙在女人幸福面前的鴻溝。著名中醫學家、男科大家王琦教授提出了「**男人的『種子』危機**」這樣一個嚴峻的問題，振聾發聵；在我們女科，**相應有一個「女人的『土地』危機」問題**，同樣迫在眉睫。

國家耕地面積縮減，糧食生產愈來愈依賴於單位面積的高產，但是，很少人能看到人種的土地——子宮出了大問題！不只我們，不少國家都面臨同樣的危機。

在傳統思維中，「百善孝為先」、「不孝有三，無後為大」，不孕的女人在夫家受盡白眼，甚至會因為生不出兒子而被休掉，在古代休妻的「七出之條」中，就有「年逾五十無子」這麼一條。現代社會，對於子嗣的要求沒有那麼苛刻，人們思想開明得多，生男生女一個樣，有的年輕人還過起了不養孩子的生活。生孩子、傳宗接代的家庭觀念在不知不覺中被淡化了。但是，大家不知道有沒有聽過古代還有一個觀點——「**婦孕而不育，凶**」。或許這會被很多人理解為占卜、迷信。不過，這些說法可不是空穴來風，它有著一定的預警——因為什麼呢？**子宮是女人的機要之地，喪失了生育功能**，**一定是身體的內部機能受了損害，或者是先天有缺陷，是「凶兆」**。

古人看懂了這個信號：喪失生育力會中斷家族的繁衍。中斷，意味著這個家族的基因將在世上消失。這說明這對夫婦，或者他們的父母，曾經或一直生活在一個破壞生育力的環境裡，也有可能是飲食和行為對自身造成了潛在的傷害——這才是所謂「凶兆」的真實意義，提醒人們：你的生活裡有些環節出問題了，會危害你和後代的「生機」。

1 當子宮變成了胎兒的「冷宮」

田原筆記

診室裡來了一位女病人，三十幾歲，是一家時尚雜誌的編輯，打扮得很漂亮，衣著時尚，低腰褲，大開領，她來看的是習慣性流產。

坐下來以後，沒等說話她就哭了：「我什麼都有了，就想要一個孩子，但是流產了四次，醫生說我可能沒得生了。」

坐在她的面前，我可以清楚地感受到她的恐懼和傷悲，她對流產的恐懼和期盼孩子的焦慮，交織著寫在臉上。又想懷孩子，又害怕流產——她說心裡忐忑不安，整天就想這個事。之前去看過一次中醫，診斷為「宮寒」，很難再懷孕。開了一些藥，食補也跟了上來，但是大夫也並不能保證一定會懷上。這次，她做足了準備，孩子卻遲遲沒有到來……。

她說：「大夫，你們只要有方法讓我生個孩子，我什麼條件都答應。」

王大夫說，最基本的條件，你這些四面漏風的衣服就不能穿了，首先要注意保暖，注意休息。你能做到嗎？

女孩茫然了……。

王氏女科

為什麼愈來愈多這樣的女人，失去了生育力，或者是一再遭遇胎兒流產、停育、死亡的痛苦，無法保住孩子？

在子宮的兩大支持——腎陰腎陽中，傅山先生特別強調「腎陽不足」導致的「胞寒」問題。他在《傅青主女科》中的原話是這麼說的：「夫寒冰之地不生草木，重陰之淵不長魚龍。今胞胎既寒何能受孕？」意思就是說，寒冷、陰森，沒有陽光和溫暖的地方，寸草不生，魚龍不長。想想看，即使是生命力最頑強的小草都沒辦法生存，更何況稚嫩的生命？

如果說過去的女人病多出於營養不良，那麼，現在女人的病多來源於營養超標：**不適當的過食寒涼，如冷凍食物、不應季的水果，還有過食麻辣——耗陽傷陰。在中醫來看，單純腎陰不足的人不多，更多的人是陰陽兩虧。所以，來看不孕的女人裡，宮寒不孕、陽虛停育的人，占了很**

大比例。

子宮寒冷不寒冷，從小細節裡能看得出來。比如說，她的臉色不太好看，可能是蒼白的，可能是暗黃的，總像蒙了一層灰，不夠紅潤。她自己就老覺得小肚子冰涼，這種涼呢，不是著涼，而是從裡到外透出來的涼。夏天的時候，也許感覺天氣很熱，可是摸摸小肚子，似乎是涼的，再細細感覺，裡面有一片涼意，這樣的人沒過端午不敢穿裙子，一穿裙子就腿涼、鬧肚子，冬天更是手腳冰涼。再一個比較明顯的症狀是經水後期，經色紫黑，夾雜血塊。平時容易感到腰痠腿軟，腰痠得就像要折了一樣。不用診斷，這些女孩子都會有宮寒的問題。

所以說，**腎陽虛，在子宮的指標其實無非兩個字：溫度**。

我們一直打比方說，子宮就是女人這個小宇宙裡的田地，田地怎樣才能長養作物？我們的祖先是一樣一樣跟大自然學習的！任何一塊土地，都需要太陽的熱力和水的灌溉，這樣一來，土地才有合適作物生長的溫度和濕度。種田人都知道地溫很關鍵，溫度達不到，不能下苗種，否則，澆多少水、施多少肥都沒有用，苗種不發芽，發了芽也不長株，長了也不開花，開了花也不結果，勉強結出的子實也不豐碩，留作種用也不夠壯。

這地下水和地熱，在女人這個小宇宙裡，就相當於腎陰和腎陽，只有當它們保持著相對穩定的平衡，子宮田地才是健康的，生育的大氣候才是正常的。**如果腎陽不足，就是地溫不夠，腎陰虧損，就是土質不肥沃，腎陰腎陽都不足，子宮這塊土地的狀況可想而知，種子種下去，其實是進入了「冷宮」。生命力稍強一些的胎兒，存活一段時間，長出了胎芽和胎心，但一進入生長肝腎——胎兒自己的能量罐這一關鍵時期，就會因為母體的能量供不上，受不了宮體的寒冷而停止**

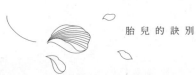

發育、死亡了。

子宮的周圍有許多我們看不到的經脈，稱為胞絡，直接與腎臟相通，接收腎臟傳給子宮的能量，所以說「腎主胞宮」。這些胞絡形成一個小氣場，在胎兒成長的時候，能夠「托舉」住他，給他溫暖和能量，讓他在子宮裡茁壯、成長、發育。這個小氣場能不能成氣候，夠不夠旺，都有賴於腎氣這個能量罐，陽氣是不是充盈，直接影響到胞宮這個胎兒巢穴的安全指數。

2 寫給那些不受孕的女孩

田原筆記

懷孕，如此神祕莫測，對那些想逃避的女孩來說防不勝防。而對期盼的女人無疑海中撈月，屢屢落空。是天公不公，還是造物弄人？

萬物生長靠太陽，沒有陽光、沒有溫暖，生命就不可能存活。對胎兒來說，他所需要的溫暖和陽光，完全來自於子宮，來源於母體。

我們一直在講不孕不育，對於今天這個時代來說，毫無疑問是疑難病的範疇。為什麼是疑難雜症？因為它和整個社會環境緊密聯繫，換句話說是時代病！而現代醫學不太研究如何治癒不孕不育，而是研究體外受精、試管嬰兒等替代生育的手段，有意思嗎？

我們家幾兄弟，看女人病主要分為三個階段：生命的前期、生命起始生長的時候和產後。生命的前期就屬於不孕的問題，也是我們著力研究的，現代醫學拿不下來，我們中醫為什麼不能去攻克呢？

總的來說，導致不孕的原因主要分為兩大類：一是先天性生理缺陷，二是後天的功能改變。先天性不孕暫且不談，我們看功能失調導致的不孕——在中醫來講，總結起來是四句話：不孕之故傷沖任，不調帶下經崩漏，或因積血胞寒熱，痰飲脂膜病子宮。

女子不能受孕的原因，主要是沖任二脈受損。只有在任脈通調、沖脈旺盛的情況下，月經才能按時來潮，如期循環，女人才有可能受孕。月經、白帶不正常，都是因為損傷了沖任二脈。這些我們在前面的月經和帶下篇都談過了。

除了沖任二脈的損傷，還有幾種原因也會導致不孕——**流產等外科手術，使瘀血積聚在胞宮裡，影響新血的化生，新血不生，就很難受孕。**又如**胞宮有寒或有熱，溫度不合適，也會影響卵子受精與著床。**再如**肥胖，身體脂肪過多，痰濕內蓄，子宮內表面的脂膜過厚，也會影響受精卵的著床。**

從中醫的證型上來講，常見有三種類型的女孩容易不孕：腎虛、肝鬱氣滯和脾虛痰濕。

腎虛不孕，是由於腎氣先天不足，精血虧損，天癸不充，胞宮失養，不能受精懷孕。最典型的病症就是多囊卵巢綜合症。卵泡發育不良，這在治療不孕不育中是比較難的，主要就是腎陽不足，命門火衰或腎陰不足，或陰陽兩虛。治療的關鍵，在於配合卵泡的生長週期採取不同的療法，這在多囊卵巢那一節說得比較清楚了。

肝鬱氣滯型的不孕，在臨床上看，除了多見月經失調外，主要是有過子宮和子宮附件炎症史。急慢性盆腔炎引起了輸卵管的粘連、阻塞，導致不孕。在中醫來說，粘連不通，根源還在於情志不悅。肝氣鬱結、氣滯血瘀導致了沖任失調。輸卵管不通，也是我們重點攻克的難題，臨床效果很好。

前一段時間，一個輸卵管堵塞的病人，一直沒懷孩子，三十四歲了，到醫院檢查說是輸卵管不通，就去太原看。現代醫學通輸卵管要往裡頭打鹽水，一般來說，輕微的輸卵管不通，通一兩次就通了，但她打到一半的時候就打不進去，第一次、第二次都通不了，一直在出血。因為她有過剖腹產的經歷，醫院就說不能再通，不然會出問題。於是她就來找我們，想吃中藥，試試能不能通。

其實一開始我們沒有十成把握，因為意識到她的問題比較嚴重，**剖腹產導致了一些堵塞和粘連**。試著用了三、四副活血化瘀的中藥，我再看她的舌苔、脈象，就感覺通了，請西醫又給她通了一側的輸卵管，這回就打進去了，她高興得不得了。我們家用活血化瘀法的精華，就在於血竭這味藥上，它和其他的藥一同起作用，劑量不大，效果卻出奇地好。

再就是脾虛痰濕型的不孕，這樣的女孩子往往偏胖，愛吃肉食等油膩的飯菜和巧克力等甜膩的零食，損傷了脾氣，脾陽不足，痰濕內生導致沖任受阻。傅山先生治療女科病的「消、化、通」大法，把「消」放在第一位，在治療不孕這一塊，尤其是這種證型很適用。

3 寶寶最需要媽媽的「體溫」

田原筆記

科學家做過這樣一個測試，透過海水溫度的變化，預測海洋生物幼體在海水中的遷移距離。換言之，當各種海洋生物產子之後，這些幼兒為了避免近親的繁殖，會向其他海域進行遷移。

在這個過程當中，科學家們發現，這些幼兒在游動的過程當中，如果遇到的一直是比較寒冷的海水，它們就很少停留，繼續游動。如果遇到了溫暖的海水，就會留在這裡「安家」，它們安家的海域，往往也是海洋物種的數量和種類較多的海域。

也就是說，大部分離開父母的幼兒，都會選擇溫暖的海水定居下來。還有一點是什麼呢？游經冷水的幼兒，發育比一直在溫水中游動的幼兒要緩慢得多。這些在冷水中的幼兒，會在進入下一個發育階段之前，想辦法游得更遠，相當於它們會努力地在「青春期」到來之前，即將結束成長、邁向成熟的前一階段，尋找到能讓它們成長發育得更好的溫暖家園。

王氏女科

《會元針灸學》對人的胚胎期有著這樣的描述：「父母相交而成胎時，先生臍帶形如荷莖，繫於母之命門。天一生水而生腎，狀如未敷蓮花，順五行以相生，賴母氣以相傳；十月胎滿，則神注於臍中而成人。」從母體長出一個小生命，是如此奇妙的過程，小小的肚臍，就是生命的原點。而「賴母氣以相傳」，這句話非常重要。

人應該是兩輩子，可以理解為前世和今生。**我認為：生命起始，當從受精卵著床算起，在母親肚子裡的過程，是前世，出生之後才是今生。今生種種，看起來好像是無緣無故的，其實很多都是前世種下的因，結出的果**。人在生命起源的過程當中，生長的速度是很快、很濃縮的，第四十到五十天至為關鍵，胎兒停育大都出現在這個階段，為什麼呢？就是孩子要開始生長自己的能量罐——腎精，但母體陽氣不足，供不上！

那麼，現代母親的陽氣真的那麼衰弱嗎？

過去的女人是流產的多見，現在是胎兒停育的多。這是一個很大的區別。為什麼會這樣呢？以前是營養不足，身體底子薄，就是我們常說的子宮的免疫功能比較差，外來的巨大刺激、外力，就容易造成流產。這個免疫功能一個是氣血，一個是陰陽。陰陽平衡、氣血平衡，免疫功能是愈來愈好的；如果是氣血不足，免疫功能是不會好的，孩子也保不住。

而現在的胎兒停育、死亡，主要是營養不當，營養太多、太雜，這相當於慢性自殺！胎兒需要的不單純是物質上的營養，懷胎以後，更要注重母親的陽氣，這個陽氣不是說邊吃邊補的。

對於孕婦，現在幾乎所有資訊都在強調補充營養，建議孕婦吃這個、吃那個，問題是今天的孕婦還是過去的孕婦嗎？胎兒真的需要這些嗎？矛盾就這樣出來了！現代醫學要給孕婦充足的營養，我們中醫倒要勸孕婦警惕不合理的營養，因為孕婦和胎兒的身體承受不了。

拿這些海洋生物的生存形態，來和胎兒相較，倒是很貼切的。海洋生物為什麼要不斷地遷移到溫暖的地方？因為，天生的智慧就告訴了它，只有溫暖的地方才能更長久地存活下去。因為任何一種生命體，不管處於什麼樣的生命形態，都有大自然賦予他的原動力。

胎兒也是一樣。那麼，**在子宮的熱量達不到胎兒要求，又逃避不了寒冷「海域」的情況下，他唯一能做的就是停止發育，停止生命**。人體相當於小宇宙，母體更是如此，子宮就是土地，胚胎是種子，當我們在土地上播下一粒種子，有了物質的基礎之後，還要有適當的陽光、雨露等條件來滋養；這些條件，對於胎兒來說，主要就是母體充足的陽氣。而生命的前期又很脆弱，一旦出現天災（陽氣不足，孕婦營養過盛或不均衡）和人禍（流產、碰撞、涼食），都有可能五穀不登。

萬物都具有天生的親陽性，所謂萬物生長靠太陽。地球上的地下水系，如果沒有來自於太陽和地球核心的熱能，也就不存在水這種流動的形態了。人如果沒有腎陽的溫煦，血液也會凝固、靜止，那也就沒有生命了。而且愈溫暖的地方，物種相對就愈豐富。這一點和同樣能哺育生命的羊水就非常相似。**海洋的溫度主要來源於太陽的輻射，子宮的熱量則主要來源於母體的腎陽之氣。因此說陽氣的強弱，決定子宮免疫功能強弱。子宮溫暖與否，決定了胚胎的生長與否。**

4 為生命之火「添柴加薪」

田原筆記

我很小的時候，有一個鄰居，三十幾歲就「寡居」，因為丈夫在外地工作，在我的印象中，她沒有工作，平常就是撿垃圾，常常堆得房間裡到處都是，很不衛生，常常穿著被年輕人取笑的「抿襠褲」（東北人俗稱一種高腰過胸的大棉褲）、厚棉襖，如今她已經八十多歲，但從未得過大病小疾。

渴望溫暖，這句話通常被人們理解為精神層面的需求。其實人到中年以後，就會漸漸發現，身體對溫暖的渴求更為明顯。涼爽的夏夜也不敢裸睡，不敢少穿衣服，喜歡熱呼呼的湯水，而迴避了冷飲……。

在山東省中醫院，我和著名督灸專家崇桂琴深談了好多次，因為她用督灸療法治癒了很多僵直性脊椎炎的患者，這個病被現代醫學認為是「不死的癌症」，多麼可怕的病名！

什麼是督灸？為什麼能治療這個病？督脈在人體的後背，是人體的「大梁骨」；灸呢，看字知意，就是用火很久的烤灼。我們追根溯源，因為很多僵直性脊椎炎患者都有受寒、傷「陽」的經歷（尤其是年輕的男性居多），比如長年潛水工作、雨雪天戶外跋涉、頻繁進出冰庫、秋冬穿著過少、春夏貪涼過食冷飲……。督脈是人體的陽脈之所，溫暖它自然就是為人體帶來陽光，驅散陰霾，重獲健康。

王氏女科

打探長壽老人的祕密，他們一定是超級注意保暖的。這一點，往往被大家忽略，而去追問他們喜歡吃什麼。

確實，現在陽虛的現象很普遍，尤其是年輕的女性，都市女性，過於追求流行生活方式，在不知不覺中，把自己的子宮變成了「冷宮」。

衣服、服飾的潮流誤導了好多人，那種包身、布料很少的衣服，穿上了確實好看，但對身體的健康是無益的。說一個最傷子宮的低腰褲，腰臍都露在外面，風寒一起，這裡無遮無攔。**首當其衝是帶脈，它主管白帶，負責「吊」住胎兒，位於腰腹這一圈上，風寒通過它直奔沖任、脾腎，腎氣受損，自然沒能力溫暖子宮，任由它被寒涼覆蓋**。再就是露背裝和領口很低的衣服，把督脈赤裸裸地暴露在風中，督脈統領一身陽經，它的陽氣被打擊，全身的陽氣都會受衝擊。

還有些年輕人，喜歡去夜店跳舞，或者開著冷氣做愛。這個時候，因為運動劇烈，出汗多，毛孔大開，一點防備也沒有，大風、冷氣就會長驅直入。

在飲食上，**涼的東西吃得太多，冰啤酒、霜淇淋，都要花費身體大量的陽氣來消化**。**本來現在人吃的東西就過量，脾胃已經超過負荷，再吃那麼多涼的，簡直是雪上加霜**。大人小孩都是這樣，一邊吃一些煎炸物、辣椒，又因火氣太大，就想喝涼的，冷飲、涼茶。先點火再滅火，非常折騰。

不只婦科病，就其他病來說，陽氣不足致病，也是目前的一個大趨勢，脾胃虛寒的尤其多。我們在臨床中就發現，**多數女孩的不孕或胎兒停育、死亡、流產都是脾腎虛寒所致。腎和脾，一個是先天儲備庫，一個是後天飲食加工廠，中醫有「腎為先天之本，脾為後天之本」的說法**——腎主胞宮。另一方面，脾在五行中屬土，有大地之德，能化生萬物，也與養育新生命息息相關。所以，傅山先生說：「脾胃之氣虛，則胞胎無力，必有崩墜之虞。」他的方子中，很重視對孕婦脾胃的調理，甚至放在補腎的前邊。

為什麼我們家和別的醫家不同，更強調說「培補脾胃，兼補腎臟」；即使病人是明顯的腎陽虛，也不是脾腎同補、或補腎為先？據我們臨床觀察，**懷胎的女人不能輕易補腎，專補腎臟，胎**

兒死得愈快。為什麼會這樣？**因為在這個補益的過程中，還有一個吸收的問題，吃下去的補腎藥，先得讓脾吸收了，脾在先。如果脾腎一起補，或者先補腎臟，身體就會失去平衡，吸收不過來，又會出現新的負荷、新的問題。**所以說，調胎保胎，首先要搞清楚，補脾、補腎以誰為先，至關重要，**千萬不能簡單地見腎虛就直接去補腎。應該先補脾，讓脾良好的運作，自然生成氣血，再支援腎精腎陽，**這是尊重人體天然的內循環功能，就像前面說到的，起的是一個為生命之火添柴、續火的作用。而直接補腎，對很多人來說，類似於火上澆油。這種「補」法，會使火勢兇猛，反而是一個傷害。

這時，「補後天養先天」的手段，也是一種迂迴救助，儘管改變不了先天的大環境，但是相當於為寒冷的子宮做了一個溫室處理，維持著子宮這方田地的熱度。保證了子宮的溫度，就保證了胎兒能正常、健康的發育。

調整「鐵三角」肝、脾、腎，這是大法。在具體的組方上，我們主要開發了傅山先生的〔溫胞飲〕，做適量的加減。

〔溫胞飲〕，顧名思義，就是要去溫暖胞宮，既然體內的陽氣已然振奮乏力，就用溫熱之藥助其一臂之力，給子宮一個溫室的效應。等到胞宮重新恢復溫暖的生態環境，胎兒自然就願意在這裡著床了。

溫胞飲（方劑僅供參考，請務必尋求合格中醫處方）

方藥	白朮（土炒）、巴戟天（鹽水浸）、人參、杜仲（炒黑）、菟絲子（酒浸炒）、山藥（炒）、芡實（炒）、肉桂（去粗，研）、附子（製）、補骨脂（鹽水炒）。
服法	水煎服，一日一劑，一月而胞溫胎存。

平時的小肚子怎麼保暖？其實也簡單。正好用這個方法：每天晚上，拿一個熱水袋，裹上毛巾，放在小肚子上面。方法是簡單了點，關鍵要長久堅持，效果才會好。這是個走捷徑的笨方法，相當於給寒涼的小腹，加上一層人造「溫室」。

最重要的，還是平時要注意保暖，喝熱水，開空調的時候多加一件衣服，或者用衣服把腰的部位保護一下。

5 肺氣是陽氣第一道防線

田原筆記

信箱裡，有這樣一封信：

去年冬天開始，叔開始咳嗽，一爬樓就發喘，嬸以前是護士，給叔開了一盒青黴素輸液，醫保（醫療保險）處方，沒花什麼錢，在家裡就給輸上了。同時，兒子在網路找了個挺有名氣的農民醫生，給開了兩個方子，幾天後，叔不咳了，但晚上開始睡不著覺。嬸把叔的菸給掐了，說全是因為抽菸惹的禍。

我看了一下方子，第一方是二十多味鎮咳平喘的藥；第二方更大，把治療喘咳的經典方——肺熱型、肺寒型和肺虛型的全捏一塊兒給開出來了，在鄉下抓一副藥就得八十多塊。這很明顯是用現代醫學邏輯開出的中藥方，治咳就用鎮咳法，絲毫不考慮病人得病的根由，咳是鎮壓下去了，同時也種下了新病。

閒談時，我提出了這個觀點，叔那近八十高齡的老媽媽，在一旁說了：「我的兒子我清楚，他一輩子也沒什麼大問題，他這病是前年回北方得的，他回去賣房子，大冬天的，在那房裡住了三個月，那房子什麼都沒有，炕頭、暖氣都沒安，也沒捨得花錢買個熱爐子，就那麼凍著過了三個月，肺家受了大寒，凍透了。我們上一輩人說這大寒，得過三個六月才好得了。要驅寒壯陽，數九以後要大補，吃羊肉。」

對寒和熱，冬和夏，農家人有著切身體會，代代相傳下來一些經驗，很值得我們細細琢磨。

這位老媽媽為什麼就說是「肺家」呢？就因為肺是人面對外界時的第一道防線，寒大了，首當其衝的肺就全線潰軍了。六月，正是大熱的時候。「夏至」，夏天的高潮，也就是外來陽熱最豐盛的時候，身體借著外界的陽熱蒸出汗來，把蓄積了近一年的各種東西透出去、表出去，包括寒、濕、瘀。肺家受了大寒，得表三年才能透乾淨。

本來就是一派寒涼，又用鎮咳藥，當然沒力氣咳喘了！寒、瘀更發不出來。在鄉下有很多這樣的老人，也沒學過什麼醫學，農村以前也沒什麼洋醫、洋藥，就是土方土法一代傳一代。「有病不治，常得中醫」——像這個肺家受大寒，不用醫、不用藥，好好過它三個夏天就行，沒有人為的干預，身體自己就是個「中醫」，自己調理好自己。

我們一再強調女人要注意保暖，因為，**傷了陽氣就是傷了五臟六腑，綜合作用在子宮上，炎症和不孕症等一系列婦科病就全都找來了，再往下就是傷兒傷女**。只有懂得身心保暖、守護陽氣的女人才會有好子宮，反過來說，有好子宮的女人，才是健康女人。

保暖在於女人是一條「鐵的紀律」！現在是什麼情況呢？不單不注意保暖，在遇到風寒襲擊時，還往往採取過度的、一錯再錯的干預，雪上加霜！冷飲、通宵熬夜、夏天的低溫空調、低腰褲、露臍裝、饑餓減肥療法、長期服用抗生素、藥流、人流、產後疏於休養……。可以說，損耗陽氣的行為無處不在，觸目皆是。這些細節因素，日積月累，何止胞宮寒冷，身體已經成了一個寒窯，將來生孩子就會出問題。我們在臨床上幾十年，總結來看，多數病人都病在一個「寒」字，不管是四十多歲的中年女人，還是十幾歲的女孩。每天眼睜睜看著這些問題一再發生，甚至愈演愈烈，我們做醫生的真是又痛心又無奈！

其實，**女性最好的保健、美容方法，就是吃溫熱的食物，過溫暖的生活。這種溫暖，首先從「肺氣」這個第一道防線來固攝**。肺管哪裡呢？管我們身體和外界空氣交接的地帶，包括體外的皮膚和體內各種有空氣通道的黏膜：呼吸道、消化道和泌尿生殖道。肺氣就在這些地帶設置了防線，抵禦極端天氣的侵犯，相當於一個過渡緩衝帶。這條防線的防禦能力因人而異，但總的來說，都是有限的，寒氣過大、過久的侵犯，會衝破防線，人就會著涼感冒、胃寒不消化、鬧肚子、小便清長或便次增多、痛經、下白帶。

怎樣能增強肺氣、或者說自覺地避開寒邪呢？其實很簡單，在長期工作的冷氣下，準備一條披肩，護一護領口這個開放地帶；在變天、起風轉冷的時候，豎起衣領，穿一雙厚一點的襪子；每天早上起來，先喝一杯稍熱的溫開水，暖一暖消化道，驅除一夜呼吸積累的寒氣，又快速補充呼氣帶走的水分；工作特別疲勞，或者出門淋雨之後，回家燙燙腳，喝杯薑棗茶；在不得已要熬夜的時候，一定要多喝熱水；經期小腹不適，要善於利用熱水袋溫通經脈；如果可以，注意選擇向陽的房間做為臥室，或者長期工作的辦公室……。這些看似不經意的小細節，如果能長年堅持，能有效的保護陽氣，整個人的精神、活力都會更好。

雖然人體的陽氣是摸不到的，但終歸是可以感覺的，所以**我建議大家要有關照「陽氣」的意識，把它當成人生的一個重要理念，時時刻刻去在意它**。

第八章

母子相生好「孕」到

田原筆記

因為對未出世的小生命萬分在意，一場全面營養補益工程就在每個家庭裡轟轟烈烈地展開了。全家都在聽營養專家的建議，補鈣、補維生素、補高蛋白、補葉酸……。

孕婦要加強營養，一人吃兩人補，這是老話，準媽媽們常常忍著想吐的感覺，喝下婆婆或者丈夫親手熬製的老雞湯和營養全餐。雖然沒有胃口，但是一想到對孩子有好處，捏著鼻子也得往肚子裡塞。

準媽媽究竟該吃什麼？寶寶到底需要什麼樣的營養？

王氏女科

幾乎現在所有的人都認為，孕婦要加強營養。加強什麼營養？這是一個模糊而混亂的概念。說法太多、太亂。孕婦本應該是更加慎重的特殊人群，反而吃得更亂、更糟糕。

我們該好好思考「營養」這個概念。

一般來說，因為胎兒在母體裡成長，做母親的就會不知不覺地用自己的慣性思維去套胎兒的需要，營養專家也建議她們補充好生命生長發育所需要的幾大原料：蛋白質、卵磷脂、腦磷脂、碳水化合物、維生素、葉酸等等，以便孩子長成大腦、內臟、骨骼、肌肉和皮膚。其實，這些營養學理論都是研究出生後的小孩得出的，而且只是物質層面的東西。目前的問題是，這些都補齊了，為什麼胎兒停育的比例不減反增呢？事實上，對於孕婦應該加強什麼營養，現代醫學並沒有給出一個正確的答案。有的只是民眾胡亂而隨意的說法。

我們在前面談到一個觀點：人一生有兩輩子，十月懷胎的過程，就是一輩子，相當於前世；出生，就開始了今生這一輩子。這兩輩子的生理特點有著根本性的不同，需要的所謂營養、補充營養的方法也就不是同一回事。

懷胎到一定時候，胎兒就不發育了，自主選擇了離開，這是現在臨床的常見現象。前段時候，有一個女孩過來看病，她懷孕到四週的時候，胎音沒了，胎芽還在。儘管這種情況在現代醫學看來，胎心、胎芽都有，但是按中醫來看，實際上沒有生長出實質性的東西。臟腑、腦海都沒有，是個空殼，是一個假象，胎兒已經不再生長了。

胎兒為什麼不發育了？我認為，**婦女懷孕以後，首先需要的不是營養專家說的營養，而是熱量，也可以說是為胎兒充電的能力。**中醫說是陽氣，一方面保證胞宮的溫度，一方面輸給孩子能量。**胎兒初生長，需要很多陽氣，來組織自體的生長，如果母體的陽氣跟小孩生長所需要的熱量不同步，無法供電，孩子的生長就從根本上失去了動力**——這有點像工業生產，任何物質的形成首先要有「電」、「火」等能源，**有了這點，吃什麼都是補；少了這點，吃什麼都是傷**。這是現代醫學與中醫學對「營養」的不同詮釋。

1 母養子，子更養母

田原筆記

《美國醫學會雜誌》上曾發表過一篇文章，文中提到一所研究機構在孕婦的血液以及肝臟、甲狀腺和脾中發現胎兒細胞的存在，並經研究證明，這些原始的胚胎幹細胞，對母體的某些器官有修復和保護的作用，對硬皮病（注十五）和狼瘡等特種疾病提供自動的免疫能力。這也可以理解為胎兒能夠「反哺」母親的表現。

王氏女科

從中醫的角度來看，女人懷孕以後，母體的「陽氣場」就成了孩子的「充電器」。前面說過，最初開始生長的胎兒，只有胎心、胎芽，沒有心音，是因為肝腎這些大賦的「能量罐」還沒有儲蓄，在某種意義上來說，這時候的胎兒還沒有生命，它只是被動地接受著母親對它能量的補充。

這時候，母子兩人的關係，有點像在玩「兩人三腳」的遊戲，母子兩個在陽氣的供給與受納關係中，必須同步。孩子需要多少能量，你都要有足夠的儲備跟上孩子的腳步才行。鮮為人知的是，大家都以為這種由母體到胎兒的營養，或者說能量供應是單向的，持續整整十個月，其實不是——做為胎兒來講，當他「被動」地長到三個月以後，他就有了屬於自己的「能量罐」，並且組織起自己小宇宙的良好運行，反過來帶動媽媽的腳步。也就是說，**母子之間的陽氣是互相給予的，當胎兒的陽氣「被充足」的時候，他可以反哺母親，母子之間，就會出現一條無形的「陽氣鏈」，雙向交流**。

母體陽氣充足，先期給孩子的陽氣充足，孩子成長得順利，就能順利產生熱量，反哺能力就強，在他長大的過程中，母體的熱量會明顯增加。**我們經常會看到身邊的孕婦比較怕熱，因為她身上有著兩個生命的熱力。當這條「陽氣鏈」運轉順暢時，兩個人的節奏就一致了，就能共同走向勝利的終點**。也就是說，不論任何生命形式，和諧、共榮永遠是最美好的樂章——**這就是中醫**

注十五　硬皮病：又名強皮症，一種因免疫系統異常而引起的特殊慢性皮膚疾病；某些情況下，患者皮膚及身體器官會因大量的膠原蛋白沉積而變硬，甚至硬得像石頭一樣。

所說的「互根互用」，我們強調母子間這種互補關係。

通常，大家認為健康的母親才能孕育健康胎兒，其實在中醫來說，健康的胎兒也能夠增加母體的「抗風險」能力。所以說胎兒是有智慧的，而且生命力頑強，只要他足夠健康，他就有能力為自己建立起隱形的防護網，加強對自我生命的保護——這種防護網表現為怎樣的形式？就是對母體的「反哺」。就好比我們為了安全，要將自己的屋子建得結實、嚴密，以防外來傷害一樣。

所以說，**正常生育是養護人的，對母體有益，非正常生育則是破壞性的，比方說不必要的剖腹產**。現代醫學在母體中發現的這些胎兒細胞或者別的物質，正是一種胎兒反哺母親的表現形式，只不過中醫和現代醫學對孕婦營養的觀點不一樣，中醫更強調一種動態性的關係。

母子間這種互補關係的建立，關鍵期在懷孕四十天到九十天時，也就是三個月以前。現代醫學也很強調懷孕後最初三個月的重要性，認為要加強營養。其實應該加強的，是女人的子宮功能和子宮熱量——為什麼有的人懷孕後常常吃涼的也沒什麼事？那是因為她的子宮熱量好！為什麼有的人吃涼的，吃冰棒，甚至吃水果都有問題？原因在於陽氣不足！**因為貪涼而導致的停孕非常普遍，而且這個族群逐年在增加**，現象已經岌岌可危。

2 養孕婦脾胃，就是造胎兒的先天

田原筆記

有人說健康這玩意，並不一定是生活條件愈好，人的體質就愈好。反而是什麼呢？生活愈好、愈豐富，吃喝愈複雜，身體煩惱愈多。三高、癌症、慢性病等等，原因就在於身體的負擔過重，結論是「病從口入」。成人尚且如此，胎兒呢，和我們成人的「閱歷」相比，他（她）更嬌嫩。「年」齡相比，他們的生命變化是以「日」齡、「週」齡為時間單位的。這樣急速生長的嫩芽，對母體與「飲食」又有怎樣的要求呢？

王氏女科

胎兒成長最需要的「營養」是母親的陽氣，**水果和生冷食物是直傷脾陽的**。可以肯定的說，以前沒得吃是好事啊，現在有了反倒是壞事！

我們來看一下，大多數胎兒停育的婦女的臨床表現：懷孕之後噁心、嘔吐較輕，甚至根本沒有出現孕吐，或飲食後有腹脹感，或口吐清水而不渴，或白帶增多而腰痠困乏，面無光澤，舌質淡、苔白穢——這些患者大多數有喜歡吃水果、生冷食物的習慣，這些習慣不知使多少脾胃虛寒的孕婦深受其害。

受孕之後，不應該盲目進補，要補的話，要找好的中醫來配藥膳，但好醫生畢竟是少的，我建議大家首先不要盲從。好多人懷孩子了，就開始跟別人學一些東西，或者是聽電視專家建議，學著、學著就有了病。為什麼？每個人體質不一樣，虛實寒熱的偏頗各個不同，保健也該因人而異，專家的建議前提沒強調清楚，如果你本身脾胃虛弱，別人的那些東西你千萬不要亂學，自己有自己的體質，別人有別人的，你不能把正常人的經歷搬到自己身上用。

現在很多媒體、廣告都在舉大旗、喊口號，說這樣做最健康，吃那個能長壽……。但他們沒有在旗上寫清楚：這些方法適合哪種體質的人，不適合哪種體質的人，結果所有人都跟在後邊跑。**那麼多孕婦在懷孕早期吃了那麼多生食，相當於每天在自殺，搞破壞！**愈是大都市人愈是這樣，小地方的人沒這條件，所以還有可能不跟風去傷脾胃。

我剛才說了，**後天難補，補也必須補脾胃**。懷孕以後多吃水果，多吃這個、多吃那個，這是在害自己。什麼對皮膚好、對身材好，如果生不出孩子，還說什麼皮膚？自己脾胃虛寒了，胞宮溫度不夠，承受不了那麼多的營養品和寒涼的水果，怎麼不會有流產和胎兒停育的風險？

山西祁縣有個病人，流產、死亡了六個孩子。最初醫院用黃體酮、促絨毛膜性腺激素為她保胎，但還是保不住，以後就擋不住，成了習慣性停育。

這個患者的公公是中醫，找到我們這個地方，好像是一個賣大米的人告訴他的。我們不出診，他就自我介紹說他是執業的，也是中醫，在村裡頭開診所。他在村裡也是很有名，看得挺好的。為什麼他找我，他孩子媳婦不找我呢？因為她已經臥床不起！因為是同行，我就跟他到家去了四趟，一個月去兩次。他兒媳婦二十八歲，懷了孩子剛一個月，陰道流咖啡色的東西，夾血，腹脹，少腹隱痛，腰痠困，小便頻繁，舌淡白，脈緩滑，偶爾有一點噁心嘔吐，很是憂慮，恐懼孩子又流產、停育。辨證來看，是脾胃氣虛、腎氣不固，先兆流產，治療的方法就是健脾強胃兼顧腎氣，幫助胎兒主動吸收母體的陽氣，有力量讓母親嘔吐。

十天後再診，病人陰道的咖啡色樣物及血帶已經止住，小腹兩側的隱痛還偶有發作，略有口乾，腹脹減輕，伴有輕微嘔吐。我在原方的基礎上加了白芍炭，砂仁稍微加量，讓她續服六劑，愈來愈好，便用原方加減，治療到妊娠三個月。最後她順利生下了一個男孩，母子健康。

先天為本，先天條件差的婦人，要通過後天彌補，調好了脾胃再懷孩子，接著保胎。先天好的，你可以隨便點，但是呢，如果僅僅是懷孕後稍為講究，沒有調理，孩子的品質也不一定是好的。通過中醫的治療，生出來的孩子更健康、更聰明，因為胎兒的腎臟發育得好，腎臟主骨、生髓、主腦。**通過培補母體脾胃這個後天之本，來補益胎兒腎臟這個先天之本，孩子的先天就足**。所以我們說，一個人的「前生」與「後世」不可分離。

初診處方（方劑僅供參考，請務必尋求合格中醫處方）

方藥	野黨參、土白朮、雲苓、巴戟天、菟絲子、續斷、桑寄生、阿膠（另沖）、杜仲炭、破故紙（鹽炒）、炙甘草、黑芥穗、砂仁、煨木香、紅棗。
服法	水煎服六劑，一日一劑，早晚空腹服。忌性生活，宜臥床休息。

3 一人吃，也可能兩人損

田原筆記

我們不能說上帝睡著了，所以不能救人於水火。好多時候，人可以自救，只要你有獨立的思維，只要你把外界傳送進來的資訊，用自己的思維過濾一下。**沒有人是絕對的權威，特別是在身體健康這方面，還有人比你自己更了解你的身體嗎？**孕婦補充營養是一門學問，如何補，幾乎是所有孕婦的必修課。但是這個補充營養的標準在哪兒，什麼樣的人要補充什麼樣的營養，那些鮮美而豐富的水果，那些被稱作「美味佳餚」的東西……，恐怕就不是哪個科學家說得準確了。**因為，每個孕婦的身體條件不同。**

王氏女科

好多女人懷了孩子，看到別人生下來的孩子又聰明、又健康，就問，你懷孕的時候吃了什麼？都做些什麼？然後她就跟著學，吃什麼東西、做什麼事……。結果出了問題。

比方說，有人建議孕婦多吃西瓜，說是裡面有這個成分、那個素，又能生津，又能止嘔。西瓜是不是好東西？肯定是。但是很多人不知道，西瓜還有個別名，叫「寒瓜」。看字面就知道是什麼意思了，性質比較寒涼。我們剛剛強調過，孕婦最重要的是守護好自己的陽氣，就有病人說：「有個專家叫我多吃西瓜。」那麼寒涼的東西，就算是正常人，吃多了都傷身體，怎麼能說孕婦可以常吃呢？更何況，這些孕婦中還包括生過病的、以前懷孩子出過問題的。

女人懷孕的時候，在生理方面會發生一些特殊的變化，很容易出現一些與懷孕有關的疾病，這裡頭的根本原因，在於她們素來有些慢性的、平時不以為病的症狀，如經帶的異常，在受孕以後發作，影響了自身的健康和胎兒的發育。我們一定要注重平時的預防與治療，即使是自我感覺健康的孕婦，也不能掉以輕心。

每一個孕婦，都要嚴格的辨證飲食，這個辨證飲食也包含了對所謂營養品的辨證。就自我孕期保健而言，我們建議**孕婦在懷孕三個月之內，慎食水果和生冷食物**。

《諸病源候論》說：「**邪入胞藏**（臟），**致令胎死**。」這是很有道理的，但是這個邪是個什麼邪？凡是身體不需要的，加重了子宮負擔的，都是邪。比如說莜麵（莜麥是燕麥的一種，莜麥磨製的麵粉為「莜麵」），莜麵很香，很多人愛吃，但脾胃運化不是很好的孕婦不能吃，因為莜麵偏寒，吃了以後容易脹肚，孩子不接納，不吸收，排斥它，媽媽就老放屁，因為食物停留在中焦，消化不動，在腸胃裡發酵產生氣體。正常人，不掉孩子的，消化能力好，就可以吃。

對於身體底子不好，有過流產或者胎兒停育病史的孕婦來說，凡是用來榨油的東西都要注意，像豆子、花生米等等都要少吃。不要想當然說，黃豆是好東西就老吃。確實，黃豆有營養，但要看在什麼時候吃。在懷孕過了三個月以後，孩子自己壯一些了，才好適當吃一點。

我們在這兒也呼籲一下，如果你已經成為了一位準媽媽，為了你的孩子，切記不要盲目進補，也不要盲從別人的保胎方法。當然，也不是所有保健類藥物都是錯誤的選擇，比如西藥的葉酸片是一種不錯的保健藥物，孕婦前三個月經常補充葉酸可以防止胎兒畸形，又能防止貧血，但是在量上一定要有很好的把握，並不是說吃得愈多愈好。最重要的還是養陽、護陽！

4 每天吃喝都是「藥」

田原筆記

中醫講究「藥食同源」，怎麼個同源？這麼說吧，就連我們吃的蔬菜、水果、五穀都是「藥」，是打開生命之門的鑰匙，這些都與中醫有關。有些食物稍加組合，還能具有特定的藥效，駐進藥店。比方說在西瓜裡放上芒硝，隔幾天，瓜皮上便出現一層白色的結晶，用乾淨的毛刷刷下來，就成了用傳統做法製成的西瓜霜。

是否吃對了食物，與是否吃對了藥，其實是一樣的道理。**有時候，食物比藥物更危險，因為太平常，天天吃，很少有人去防範它。藥物因為總是和病連在一起，是藥三分毒，反而沒有人過多地去吃它。**所以說，**吃錯了好吃但不適合你的食物，那也帶著「三分毒」**。

但是呢，從積極的角度來看，有些中草藥就是平常飯桌上的食物，善用它們，就能養益身體。藥就是食，食就是藥，不要認為中藥就是藥，而是膳食，比如說扁豆、小麥、綠豆、小米、玉米、蔥、薑……，這些都可以入藥、做食。《周禮．疾醫》說：「五藥，草木蟲石穀也。」天上飛的、地上跑的、土裡長的，樣樣都是藥。

雲南人為什麼多長壽呢？雲南人吃三七，就像貴州人吃魚腥草一樣稀鬆平常，當成一道菜來吃，經常吃。三七活血化瘀、生血養血；魚腥草清熱解毒，對於在當地同樣水土環境下生活的人，是非常有益的。尤其三七根燉雞，是三七產地——文山的首選名菜，做法是先將三七細根用清水浸泡洗淨，裝入已清洗乾淨的雞腹內，其他什麼調料都不要放，用汽鍋燉熟，就可以上桌。

東北的名中藥桔梗，有宣肺、祛痰止咳的作用，朝鮮族叫「狗寶」，在當地是做菜吃的，用錐子挑成細條兒，放各種調料，是滿街都在叫賣的小菜。

再比方說南方常吃的柚子，有幾個品種，有的肉脆香甜，有的皮厚肉酸，但總的來說，柚子果肉都是清涼敗火的。在柚子的盛產地，有人專門種一些皮厚肉酸的柚子，掏掉酸澀的果肉，把厚厚的果皮切片曬乾，就成了溫化痰飲的橘紅飲片，變成一種中藥，化州種植的最為地道，這是藥的範疇。在食的範疇呢，嶺南一帶有用柚子皮燉肉吃的習慣，吃完果肉的柚子皮不扔掉，切片用水稍泡去苦味，和豬肉炒著或燉著吃，苦中帶甘，又解油膩又理氣消痰。

還有山西的特產——醋，家家戶戶吃麵、吃餃子都要拌上一點，它也是一味藥，酸性，有收澀作用。

中國人吃食物，吃得很有道理，跟西方不一樣，不光吃一個口感，**飲食文化和養生文化是一體的，每道食物後面，都藏著一個養生、祛病的方法**，就看你會不會用了。

我們怎麼選擇自己的食物呢？**第一個原則，就是吃本地土產，吃當季食物。「一方水土養一方人」，生活在這個地方，這個地方就有東西能治你的病，能平衡你身體的陰陽**。山西人吃小米舒服，吃了別的東西，就不舒服；有的人懷了孩子，吃了大米就會拉肚子，這是因為山西產小米，這就是山西小米養活山西人。再一個是麵食，都說山西人喜歡吃麵食，確實，但說的是傳統麵食高粱米麵。現在白麵太多，五穀雜糧變少，山西人臨床上得脾胃病的也多了。反過來說，江南不產小米、高粱，主要種水稻，那邊的人就吃大米、糯米好，特產都是水磨年糕、糍粑、糯米酒一類的。

藥也是這個道理，**比方說人參，就一定要在東北找，在東北吃。在南方找人參很難，即使有也不具有足夠的藥性**。

長白山的野參最出名，因為那兒長年積雪，**在寒冷的環境中生長出來的人參，一定是很有禦寒力的，才能用來調和人體的陽氣**。其實，野參本來並不像人們說的大熱，吃了容易「上火」。張錫純在《醫學衷中參西錄》中說，那個時候種參的人都用砒霜來殺蟲，本來野參屬性溫和，但一加上砒霜就變得很燥熱。這說明什麼呢？人參的生長環境發生改變，就要影響到它的屬性。現在很多移植、改良過的人參，效果跟東北山上的野參不可能完全一樣，**它不在那土地裡，缺少了那個環境，性情就變了**，不那麼原汁原味了。

相反，南方呢，一定是清熱解毒的草藥多，因為這裡夏長冬短，甚至長夏無冬，長年雨水豐沛，環境潮濕，特別是夏天，暑氣旺盛。**在這些地方生長的植物就有克服暑濕的能力，具有清熱利濕的性情，這個地方的人採食它們，就能獲得相應的能力，消滅自身所受的濕熱。**

還有四川江油的附子，生長在陰暗、潮濕、寒冷的環境中，別的植物都凍死了，唯獨附子還活著……。它具有強大的抗陰寒能力，也能驅逐人身體裡潛伏的陰霾。

這世界各地的生物都很有意思！藥物也不過是其中用熟用慣的一些種類。從「藥食同源」這個角度來理解我們吃喝的每一樣東西，會有更多體會，在孕期服用一定的食物、藥物保胎，用對了，對胎兒只會更好。

第九章

歡喜孕吐胎兒好

田原筆記

也許平常人不太留意，其實，和我們每天擦肩而過的一千個女人，其中就有十個人，在懷孕的時候，可能遭遇胎兒停育。甚至於，在某些婦科門診中，將近三分之一的病人，都是來看胎兒停育的。

更為遺憾的是，胎兒的死亡和停育往往無法及早發現，大多是出現流血的時候，才到醫院檢查、確診，為時已晚。

其實從中醫的角度來說，可以給女性提供一個自查胎兒生命力、儘早察覺胎兒停育跡象的方法，可以避免更多的遺憾。

這個跡象，竟然是孕吐。

我們普遍是怎麼認識懷孕的呢？一個女人，當她頻頻出現乾嘔時，旁人就會問她：「是不是有喜了？」可以這麼說，孕吐，是懷孕的一個重要特徵。正常情況下，懷孕頭三個月的時候，孕婦都有嘔吐等早期妊娠反應，只是有的人嘔吐很劇烈，持續時間比較久，有的人嘔噁感很輕，持續時間短。還有的人，吐著、吐著，突然停了，不再吐了。

從我們臨床上的觀察來看，好多出現胎兒停育的人，別人都吐，就是她不吐。結果，不到四、五十天，孩子就停止發育了。可以這麼說，一開始就沒有怎麼嘔吐的人，發生停育的可能性要更高。

所以，及早發現胎兒停育，這個嘔吐停了是最明顯的跡象。這個嘔吐，過去被認為是一個病理現象，但我們認為是一個正常的生理現象。**除非嘔吐得特別嚴重，超出正常範圍，才能看作是病理現象。一般情況下不能視為病態，反而是胎兒健康發育的外在表現。**而且，**輕易不能止吐。**

對於「孕吐」，很多醫生沒有把它放到一個重要的位置上來觀察，導致孕婦失去了最佳治療機會。有個病人懷孕四十天的時候，下體出血，到醫院檢查，醫生說胎兒已經停止了發育，這已經是第二次發生了，給她檢查過的醫生，從來都沒有留意到：這個女孩在兩次懷孕期間，從來沒有出現過嘔吐的症狀，有時候就是覺得一點點噁心，但不會嘔吐。

1 孕吐，是胎兒在快樂成長

田原筆記

那麼，為什麼懷孕後會噁心嘔吐呢？說法很多，**美國一位生物學家研究說是胎兒拒絕食物中毒素的一種方式，噁心，吃得少，攝入的毒素就少，這是胎兒的一種自我保護。**

那麼，孕吐反應大小能夠做為胎兒生命力強壯與否的指標嗎？

王氏女科

從我們臨床上來看，孕吐和小孩的生命力確實是相關的。這位美國專家的觀點也有道理，**孕吐是生命本能的一種表現，有一部分確實是源於胎兒對一些食物的抗拒、排異，但這個在我們看來不一定是毒素，而是泛指生命生長所不需要的東西。**

為什麼懷胎以後女人會嘔吐？傅山先生有一個精采的認識：「婦人妊娠之後，噁心嘔吐，思酸解渴，見食憎惡，困倦欲臥，人皆曰妊娠惡阻也，誰知肝血太燥乎？」又說：「肝急則火動而逆也；肝氣既逆，是以嘔吐噁心之症生焉。」他的意思就是說，**在懷孕之後，身體需要大量的熱能和陰血去供應胎兒生長，陰血就聚於沖任兩脈以養胎，母體的肝血就相對虧空，肝氣偏亢盛，身體在短時間內無法製造足夠的陰血，血不斂氣，包不住相對亢盛的肝氣，氣機就會上逆，就會噁心嘔吐。**不想吃飯，**喜歡吃酸食，就是因為「酸甘化陰」，能滋肝陰，柔肝氣，斂肝氣。**所以說孕吐、喜酸等反應是婦女懷孕初期的正常生理表現。

孕吐的發生有一個特定的時期：妊娠早期，即一個月半到三個月期間，胎兒生長肝腎「能量罐」的關鍵時期。按照傅山先生的理論，身體好的人，她的孩子生命力旺盛，能「日食母氣」。

從現代醫學提到的抗拒、排異這個角度來說，讓媽媽嘔吐還是胎兒的一種本能反應：為了保護自己的生命，支配母親別把那些對成長有害的東西吸收進來。比如說，很多孕婦看到油膩的食物就想吐，其實不是她本身不想吃，沒懷孕的時候，她也很喜歡吃香的、油的，但現在孩子吸收不了，就不讓你吃。也就是說，**我們在生命的前期就有了自保的能力。這種排異反應，只有夠健康、陽氣充足的胎兒，才有能力完成。陽氣不足的孕婦，胎兒也有一定程度的「虛弱」，所以吐得不明顯，或者壓根兒就不吐。**

如果身邊有停育的孕婦，你問問她，很多人五十到九十天的時候基本上就不嘔吐，總感到肚子裡頭難受、發脹，吐不出來，這就不好。孩子的能量不夠，根源還是因為母親的陽氣不足，子宮熱不起來，沒辦法給孩子足夠的能量，就沒有這個吐的症狀。

當然，不嘔吐的孕婦並不是絕對會出現胎兒停育或死亡，**也有些人天生就不需要嘔吐這個環節，胎兒也生長得挺好，但這種情況，在我們的臨床上來說，只有極少數的案例。**

總之，懷孕後害喜是好事，但是，很少人能理解「孕吐」這個指標的深意，總想著止吐，而我們認為只有當它不及或太過的時候，才算是一種病態。在懷孕前期，要珍惜孕吐，三個月以後，嘔吐會自然減退，這一絲不苟的三個月過去後，胎兒的陽氣循環基本建立、穩定了，就能夠接收較為豐富的食物營養，母親的胃口也就隨之好起來。

2 我的胎兒還在嗎？

田原筆記

前段時間一位讀者打來電話，說她胎兒胎音還在，但是不發育，我介紹她去找一位婦科大家。專家當時給她開了七副藥，跟她說，如果吃了藥，出點兒血，胎兒就有希望保住，不出血，就很難保住。

結果，吃了藥沒有出血，孩子就走掉了。

從現代醫學的角度來說，孕婦早期出血，說明胎兒可能不保，應該進行止血治療，以出血來判斷胎兒是否存活的中醫原理是什麼？

情況確實是這樣，有些人懷孕了，當時沒有任何妊娠反應，或者很少嘔吐，只是有點噁心，肚子難受，到四十到五十天的時候，再檢查就發現沒有胎音，只有胎芽，被現代醫學診斷為胎兒停育，胎兒最容易在這時候死亡。病人過來找我們，說你千萬幫我保住孩子，可是在這種情況下，不是說每個胎兒都能救回來的，首先要知道這個胎兒究竟是好還是不好，能不能存活。

我們家有一個獨特的方子，能檢驗腹中的胎兒生死存亡，估計與這位專家有相似道理，但我們用的藥更少一些，最多兩副藥，出血了，說明胎兒反應好，還有希望，可以一治，不出血，就很難了。

為什麼要看「出血」這個信號呢？

正常情況下，胎兒在母體內的時候，沒有病的情況下，子宮裡很乾淨，除了羊水之外，沒有別的東西。但是，如果懷孕過程中出現了異常，比如說，子宮的溫度不夠，能量不夠，孩子太虛弱，或者是做母親的經常生氣，動了胎氣，傷了孩子，孩子出了血；或者是，母親懷了胎以後有過先兆出血，醫生打了黃體酮或者開止血藥，但子宮免疫力太差，血瘀在裡面排不出來，還有別的滲出物。

這些血液和滲出物流到子宮裡，排不出去，就會變成瘀血。一方面來說，出血減損了胎兒生命的發展，另一方面來說，瘀血又會侵占胎兒生長的空間，阻礙他的成長。結果，在斷斷續續出血的情況下，胎兒慢慢在長大，瘀血也在擴大，不只跟胎兒爭奪領域，還會爭奪營養，使得羊水渾濁不清——本來純淨的「海洋世界」，瘀血愈積愈多，汙染了生存環境。

中醫認為，瘀血不去，新血不生，這個時候，我們就主張先把瘀血排掉，使得氣血重新通暢起來，讓胎兒重新獲得潔淨的生長環境。就像我們種莊稼時，作物長不好，雜草叢生，就要先除草。**用藥物使孕婦出血，就像是「除草」。出血說明子宮的反應好，收縮了；排出來的血有一部分是瘀血，這些髒血、血塊走掉後，胎兒才有希望。**

這個藥方是我們的家傳，活血化瘀，一般人根本不敢用，怕動胎氣，孩子就掉了。關鍵在於分寸，把握不好，孩子真就掉了。當「雜草叢生」到一定的地步，孩子的生命力已經很脆弱了，兩副藥是個標準，先要保證孩子不會受到影響，在這個基礎上，再來看瘀血能不能排出來。如果能排，該走的讓它走掉就行了。

特別要提醒的就是，**懷孕早期出血，有流產先兆時，身子弱的女孩子，別去打止血針，止血不能解決根本問題，反而會把瘀血留在子宮裡，埋下胎兒停育的隱患。**這時需要做一些整體的調理，再一個是平時在飲食和情緒上頭都要注意，多臥床休息，把小生命養起來。在這種情況下，身體實在是太弱的，孩子該走的就走了，如果血自己停了，說明胎兒發育得還好，頂住了，該補就得及時補。

3 搶救沒孕吐的孕婦，讓她吐

田原筆記

胎兒是無辜的，原始的生命啟動力只能由母親來給予，在停育前期，孕婦為什麼難受呢？就因為陽氣不充足，脾胃失調，子宮的溫度差，溫煦胎兒的功能差，氣不往上走，老寫著或者往下走，所以會難受、或者下體出血。

王氏女科

不嘔吐的孕婦很難受，這是病理現象。這個問題對現代醫學來說是個難題，治不了這個病，但我們能治。按照我們前面說的思路，**有停育徵兆的人，先確定胎兒發育的情況，是否有搶救的價值和希望，確定了就要趕快調理，讓她嘔吐，但是不能用催吐的藥，那樣的話就算吐了也沒用。我們要想辦法，讓這個胎兒重新具備吸收營養的能力。**

說白了，脾腎兩虛，陽氣不足，類似於鍋爐裡面沒有火了，要加炭。子宮是奇恆之腑，周圍的鄰家非常重要。用什麼辦法呢？看子宮的能量來自於哪個地方，「沖任主胞胎」，「腎主胞宮」，腎臟是先天的，**懷孕以後，後天之本能不能正常工作，發揮最好的功能，這是最關鍵的。因為補腎難，補後天較易，所以說首要培補脾胃，兼以補腎。**補脾胃，是很多中醫人的大法，我們家主要在這個補的力度和藥味的選擇上有特色，比如說，補脾胃方面，我們常用《金匱要略》裡的〔當歸散〕和〔白朮散〕。〔當歸散〕由當歸、黃芩、芍藥、川芎、白朮組成，其中重用了白朮，這就是一味很好的補脾胃以生氣血的藥。現在這個方被很多中醫用來治療習慣性流產、先兆流產和月經不調。另外一個〔白朮散〕，能夠健脾養胎，溫中祛寒，但是這個藥跟藥店裡賣的〔參苓白朮散〕不能混為一談，不可以替代，應該在醫生指導下隨方加減用，做為補血養胎的保健藥物。

補腎方面，我們不太贊成用補腎的陰藥，也就是補腎陰的藥，而贊成用補腎的陽藥，比方說巴戟天，它主治寒證，比如男性的陽痿、遺精，女性的宮冷不孕、月經不調、小腹寒涼冷痛，還有一些風濕性疾病。

有一個病人是我們親戚家的鄰居，三十六歲，多次做無痛人流，處理了三、四個孩子以後，就出現了死胎，第七次處理完小孩以後，就沒有月經了。兩年沒有來月經，類似於希恩病，脫髮、閉經。她開始過來看病的時候是想來月經，治療以後月經來了，於是她就還想要個孩子，結果也順利懷了孩子。但她以前有過流產、停育的病史，這次懷孕的妊娠反應也很輕，她還以為肚子裡的孩子懂事，一點兒都不折騰他媽。

但我們知道是因為她之前人流的次數太多，子宮的環境不是很好，孩子的排異能力很差，生命力也很虛弱，於是就給她用上預防胎兒死亡的藥。用藥一段時間，胎兒有活力了，她開始有輕微的嘔吐，愈吃藥嘔吐愈強，她說難受，我就說，你等等，再吐吐，吐的水苦了，或只能躺到床上，站都站不起來，再回來找我。而且，在這個期間，規定她吃飯只能吃白菜、胡蘿蔔，不能吃其他的東西，要是不想吃那就餓著。

熬了一段時間，她就說，不行了，我得把這個孩子去掉，太痛苦了。我還是跟她解釋說吐到一定程度的時候，會讓你好點、舒服點，如果我用藥用早了，這孩子就保不住了。因為他本來是一個虛弱的孩子，好不容易能讓他有一些排異反應了，讓他的媽媽開始吐，說明這孩子能活下來。到了吐苦水的時候，胎兒的生命就夠強大，再用藥緩解一下嘔吐的症狀，而且也只能吃一副，不能把嘔吐給止沒了。如果母體沒反應，孩子就不行了。

這個女人還是挺堅強的，不像有些來看病的，有點太嬌氣，說我忍不了，吐得太難受了，就要去流掉。最後她還是忍下來了，三個多月後，過了危險期，做了超音波檢查，胎兒發育良好。

4 過度孕吐有虛熱，止吐要看金指標

田原筆記

孕吐，很多女人到了無法忍受的地步。吐得太辛苦。有的人吐得頭暈目眩，真是連膽汁都吐出來了，吃不進去東西，孩子又哪兒來的營養呢？

這是很多準媽媽擔憂的問題。

既然嘔吐有它的意義，吐到膽汁都出來，這種程度又意味著什麼？

王氏女科

只有那些嘔吐很厲害，連水也不能喝，起不來，頭暈眼花的才需要稍做調理。因為一個正常孕婦嘔吐過劇，會加重傷陰耗液，也就是現代醫學說的電解質紊亂。另一方面，孕婦非常難受，一口飯都不能吃，胎兒得到的營養就要受到限制，一定要治療。

《傅青主女科》中記載了一個很好的緩解孕吐的方子，叫〔順肝益氣湯〕，是傅山先生專門治療妊娠惡阻的。**這個藥我們不給有病的人用，這裡所謂「有病的人」，指原來有過胎兒停育、**

死亡或流產經歷的人。為什麼呢？對她們來說，吐反而是一件好事，說明胎兒比較有活力，這個時候止吐，反而成了一種傷害。**正常懷孕，沒有病的人，吐得太厲害，對母體和胎兒都不利，就要用這個方子替她營養胎兒**。

這個處方不是強行止吐，而是幫母體「分擔」任務。方子裡有熟地、有麥冬，這些藥一般醫生不敢用，熟地滋腎補血、填精益髓、烏鬚黑髮，味道是甜的，甜就容易產生滋膩，好多人不用熟地，害怕愈補吐得愈厲害。可以說，這個方子，不了解的人看了都是反對的，同行就說，這是什麼大夫，竟然還敢用熟地？但是我們偏偏就用，而且熟地的炮製法非常重要，直接影響藥效，我們用的九熟地，就是蒸九次、曬九次，嚴格按照傅山先生的原文來炮製的。為什麼我們敢用？就是要理解它的道理——它的道理就是補肝陰、補肝血。前面說過，**嘔吐就是因為胎兒吸收母體的營養，造成肝血不足，肝氣上逆。我們去補她的肝陰、肝血之後，就相當於讓藥物代替母親去養孩兒，將她虧損過度的那一部分進行一個補充，她的嘔吐狀態自然就減輕了，又不會傷了胎兒。就是照顧一下母體，母體強壯起來了，能夠更好地營養胎兒**。

這是傅山先生最高明的地方。吃這個藥，相當於現代醫學的打點滴、補充電解質或補充葡萄糖等思維，相當了不起，這個方子沒有熟地就不行。

現代醫學認為，嘔吐要失去大量的電解質，人體機能就要紊亂，到了醫院，醫生會給她補充液體。**在中醫來說，這是對身體所流失的陰津的一個補充，但是這種輸液，只能防止孕婦脫水和低血糖，解決不了嘔吐的症狀**。〔順肝益氣湯〕不一樣，這個湯藥，熬好了以後，只要你喝一口藥，只要你口裡頭能藏一口藥，嚥下以後就能發揮效果，不但比現代醫學的輸液來得快，而且補肝陰、養肝血，在保證胎兒營養的情況下，又能緩解嘔吐。

我太爺爺對這個方子的貢獻很關鍵，他摸著了用這個處方的機關、一個時機，彌補了傅青主理論的不足——一般嘔吐的人，有寒熱虛實，〔順肝益氣湯〕不能給虛寒的人用，**怎麼辨別清楚呢？看她嘔吐的程度，嘔吐到有膽汁了，這個時候用上，效果是最好的。寒症的人一般嘔吐不到這種程度，虛熱的時候才會有這個症狀。**

也就是說，使用〔順肝益氣湯〕的時機，有一個金指標：嘔吐膽汁。在這個方子的基礎上，我們又加了幾味藥，加強這個藥的功效，盡可能保證胎兒能夠得到充分的營養。止吐的力度也很關鍵，吃一到兩副藥就要停掉，不能太過。

順肝益氣湯（方劑僅供參考，請務必尋求合格中醫處方）

方藥	人參、當歸（酒洗）、蘇子（炒，研）、白朮（土炒）、茯苓、熟地（九蒸）、白芍（酒炒）、麥冬（去心）、陳皮、砂仁（烘，研）、神麴（炒）、竹茹、蘇梗。
服法	水煎服，一劑即止，不可超過兩劑。

這裡說的妊娠嘔吐，是產前的問題。傅山先生還有一個方子：〔溫腎止嘔湯〕，是治療產後嘔吐的。傅山先生說這是因為「產後失血過多，必致腎水乾涸，腎水涸應腎火上炎，當不至胃有寒冷之虞」，是虛寒嘔吐，和用〔順肝益氣湯〕的虛熱證不同，補腎氣、溫腎氣之後，腎氣升

騰，胃寒自解，間接達到了溫胃祛寒止嘔的作用。**這個方子的使用時機也很重要，必須等到產後惡露排淨之後——如果是產完的一兩天內噁心想嘔，是因為惡露沒淨，上沖作嘔，要吃〔加味生化湯〕清化惡露；只有當惡露乾淨後，用〔溫腎止嘔湯〕，才不會補益在惡露上，導致邪戀不去。**

這些用藥時機可以說是我們家祖傳方法的關鍵，儘管用的都是傅山先生的方子，但什麼情況下用，怎麼用？都是我們家裡口傳下來的，因為我們理解他立方的真意，就可以活用。

比如說〔順肝益氣湯〕和〔溫腎止嘔湯〕，這兩個方子都用熟地，這就是其他醫生所認為的禁忌，但它得到的效果，非常不一樣。一個好的中醫大夫，往往就是敢用禁忌，因為他掌握了原理，不脫離大法，在方式上也就能夠隨心所欲。其實中醫裡的很多禁忌，可以理解為古人為後人樹立的一道高「門檻」，把握不了嚴格的分寸，用了反而傷人，一旦窺得法門，禁忌反而是最有效的方法。中醫講「十八反十九畏」，這些都不是尋常道理的用藥方法，但我們家祖傳的，很多都是反用藥。有些病，不反著來，就沒效果。

現在人說祖傳，不只是傳下來一兩個方子那麼簡單，最重要的往往不是方子，而是口傳、意傳、手傳、心傳、筆傳，靠自己去意會、領悟。再好的方子，要抓重點、抓特點，然後再根據自己的經驗和領悟力，去思辨、演繹使用。我們祖輩傳下來的，緩解嘔吐的辦法，一共有八種，病人處於哪個階段，哪種情況，就要用哪個方子，絕對不可以用錯。

傅山先生大智大德，將畢生的經驗留給了我們這些有緣人。

溫腎止嘔湯（方劑僅供參考，請務必尋求合格中醫處方）

方藥　熟地（九蒸）、巴戟天（鹽水浸）、人參、白朮（土炒）、山萸肉（蒸，去核）、炮薑、茯苓（去皮）、橘紅（薑汁洗）、白蔻（研末）。

服法　水煎服。一劑而嘔吐止，二劑而不再發，四劑而痊癒矣。

加味生化湯（方劑僅供參考，請務必尋求合格中醫處方）

方藥　全當歸（酒洗）、川芎、炮薑、東楂炭、桃仁（研）。

服法　用無灰黃酒（無灰酒即不放石灰的酒。古人在酒內加石灰以防酒酸，但能聚痰，所以藥用須無灰酒）一杯，水三杯同煎。

第十章

別讓分娩留下傷害

田原筆記

一位女子幾年前剖腹產生下一個重三千公克的兒子。高興之餘，術後女子感覺有些腰疼，但她安慰自己：哪個女人生完孩子不腰疼？過幾天就好了。幸福感讓她一時忘記了疼痛，沒想到這疼痛到孩子滿周歲時仍在折磨她，像在骨頭之間墊了個鋼板，隱隱地痠疼，晚上經常疼醒。如果吹了會兒空調，著了點兒風，或是下雨陰天的時候，疼痛更一發不可收拾，用她的話說：腰要折了一般。

到醫院檢查、照X光，什麼都看不出來。看不出來怎麼治？直到今天，她兒子快滿六周歲了，疼痛仍在繼續，曾經筆挺、婀娜的腰肢，已經有一點彎曲的跡象。這位女子，今年剛剛二十八歲。

八〇後（八〇年代出生者統稱）的女孩兒，出於對分娩疼痛的恐懼，很多人在生孩子時選擇了剖腹產。剖腹產，能夠讓產婦在麻醉狀態下較為快捷地娩出胎兒，較大程度上降低了難產的風險。去年，世界衛生組織在醫學權威期刊《柳葉刀》上發布報告說，針對中國、印度、日本、越南和泰國等九個亞洲國家的調查發現，在二〇〇七年十月至二〇〇八年五月，中國的剖腹產率高達四十六．二％，是世界衛生組織推薦上限的三倍以上，其他八個國家的平均值為二十七．三％，傳統分娩和剖腹產，究竟孰是孰非？

王氏女科

關於現代醫學的剖腹產，有這麼個典故。

據記載，剖腹產手術始於羅馬，當時只用於孕婦死亡而胎兒尚存活的特殊情況。至十六世紀初，瑞士一個閹豬人因其妻難產而實施了開腹術。之後，兩位義大利外科醫生將開腹取胎應用於難產婦人，但因產後流血不止和後繼感染，產婦一般不能存活，剖腹產術在當時被稱為「災難性手術」。

後來，這種手術經過了相當長一個階段的改良，增加了麻醉術和抗生素的保護，手術本身在技術上也進步得很快，成為了今天很多女性分娩時選擇的一種方式。

當然，在解決難產，或因病情需要的情況下，為保住大人，迫不得已進行剖腹產，這種手術確實有很大的貢獻。但是，即使是西醫大夫，也對剖腹產持嚴謹的態度：這畢竟是一種手術，是對身體的創傷，必然要有風險，因而不提倡代替傳統的自然分娩。而且，**經剖腹產出生的孩子，因為過程比產道出生的嬰兒來得快，需要迅速適應另外一種環境，就有很多小寶寶，出現噁心、**

嘔吐、呼吸困難、肺濕綜合症，或吸入性肺炎等等。近年來的研究也報告說，**這些孩子未經母親產道的擠壓，全身的感覺得不到全面的「啟動」，在成長過程中手眼協調能力比較弱，脾氣比較容易急躁，注意力不容易集中，患多動症和自閉症的機率比較高，醫學上稱之為「感覺統合失調症」**。

而在中醫來說，**剖腹產所留下的隱患，可能遠遠比現代醫學所研究證實的風險要大得多**。為什麼這麼說呢？人體是一個相對封閉的整體。有句俗話說，「人活一口氣」。**這口氣從臍帶被剪斷的那個時候起，就被封存在體內**。但是，因為有了手術技術，大家都著急地把自己的身體交給醫生，交給手術刀。

中醫認為，剖腹產首先是傷任脈——任主胞胎，相應的滋養就無法供應。所以，**剖腹產的女人大多會出現乳汁分泌少和四肢無力的症狀。而且，子宮被剖開後，肌肉的正常收縮功能被破壞，宮縮不好，中醫的說法就是這個肌肉的固攝力不好，結果陰道流血不止**。

我們在臨床上也觀察了不少病人，很多本來身體很健康的人，在經歷過剖腹產手術之後，體質明顯變差。以前能扛著大包走南闖北的西北姑娘，剖腹生了孩子後，上幾層樓梯就冒虛汗。以前從不感冒，不管多冷都比別人少穿一件衣服的人，現在不但愛感冒，還比一般人更怕冷，生完孩子就得了關節炎。包括闌尾炎手術，好多人也有這個問題。就是因為**身體丟了一樣東西，永遠也找不回來了，這就是「氣」**。

前些年，選擇自然生產的人少到一個低谷，很多胎位正常，本來可以順產的人，因為怕疼，怕陰道鬆弛，也情願多花點錢做手術，麻醉後快速完成分娩過程。這些年，剖腹產的危害被提得愈來愈多，而且不少是遺留在孩子身上的問題。有的產婦出於為孩子哺乳的考慮，回歸自然分娩，這個轉變挺好。**自然生產，雖然在產程中有一陣巨痛，但痛過之後就雨過天晴，母子都經歷生命中必須經歷的過程，獲得了新的成長，這是生命中不可逾越的階段。**

1 剖腹產，「切斷」了乳汁的運輸線

田原筆記

一個對中醫感興趣的讀者，和我聊起她剖腹產後的一些感受。

她說，在剖腹產的麻藥作用過去後，發現胸口處，兩乳之間有一個硬硬的結塊兒，她有點兒擔心，就做了檢查，結果什麼也沒發現。問了跟她同病房的一個產婦，也遇到了同樣的問題，而且，乳房沒怎麼脹奶，奶水很少，寶寶不夠吃。

後來，她在看經絡圖譜的時候，發現這個長結塊兒的位置，正好是任脈上的膻中穴。但是，長塊兒的原因還是不清楚。

出於穴位保健的習慣，她平時就下意識地去揉一揉胸口這個結塊兒。過了一段時

間，結塊兒變軟了。她就開始琢磨為什麼會這樣呢？後來她猜想，這個結塊兒正好在任脈上，難道是剖腹產的刀口，正好「切斷」了任脈，使任脈的氣血一時不通，瘀滯在膻中穴，就產生了一個「氣結」？難道經過一段時間的按摩，任脈漸漸暢通了，這個氣結就漸漸散了？

王氏女科

她說得很有道理。**任脈主一身陰經，胞宮是任脈的「總司令部」，任脈的氣血從胞宮出來，向上經過胸腹，在上顎的「齦交穴」跟統領人體陽氣的督脈會合。凡是精、血、津、液，這些陰性的東西都歸任脈來管理，乳汁也在其中。**

醫院在給產婦做剖腹產時，切口有兩種選擇：一種是橫切口，在陰毛線上方，垂直於腹中線做一個小的、橫向的切口；另一種是豎切口，沿著腹中線，在陰毛線上方到肚臍之間做一個垂直的切口。橫切口較為常用，豎切口用於分娩比較困難的情況。橫切口就把任脈「切斷」了，任脈裡的氣血上下不通，下面的瘀著出不來，上面的等不到後來的，就不通，還空虛。膻中這個位置，正是任脈氣血轉輸到乳房的中樞點，氣血轉樞不利，就出現了瘀滯。

奶水怎麼來的？**從中醫的角度來看，乳房跟子宮是一體的，上下貫通，如果把任脈比喻為長江，子宮就是長江源，乳房就是長江一路下來後溝通的洞庭湖，走的是一脈水系。**一個女人，從懷孕開始，身體就啟動了全面的孕育工程，為將來產、育孩子做準備。

懷孕的第二個月，乳房會慢慢膨脹，乳腺開始增生，之後每一個月，乳房都要發生些微變化，愈來愈飽滿，以備將來哺乳。這一切，現代醫學歸功於催乳素的作用，中醫則從另一角度來理解：**身體一切變化，都是氣的作用**。女人生產孩子的全過程，有全身用力的階段，這時候，她的全身是鼓氣的、脹氣的，**有了這種脹，任脈的氣血才能從十月養胎的胞中走上乳房，乳房才能飽滿，飽滿才會脹奶，脹奶其實就是中醫常講的氣血充盈**。堅持母乳餵養的話，一般在產後四到六個月就可月經復潮，其實都是氣血化生物質的轉變。隨著孩子長大，輔食增加，母乳量減少，氣血又從乳房回到了胞宮，成為月經。

剖腹產的產婦，乳汁分泌少的人能占到五十%，就因為氣不足，沒有辦法讓乳房飽滿，不飽滿就沒奶、少奶。所以說，剖腹產給下奶造成了困難，上下分離，乳汁生化無源。孩子不夠奶吃，就只好吃奶粉，吃奶粉的孩子免疫功能跟吃母乳的孩子完全不一樣。為什麼吃母乳的孩子六個月之內不感冒？**為什麼吃奶粉的孩子就容易感冒？這個乳汁不簡單，它是滋生免疫功能的東西，是老天爺給你帶過來的！**而且，有些孩子挑嘴，不愛吃奶粉，結果時間一長，營養不良，一個人的問題，就變成了兩個人的問題。

現在的醫院光管你把孩子安全生下來，不管乳汁的問題。其實生子與哺乳，本來應該是「一條龍服務」，生下了孩子，就要考慮母親乳汁的分泌是不是正常、充足，除非是先天性乳汁不分泌，那沒辦法，否則，每一個醫生，都應該關注新產婦的哺乳情況，及時地幫助她解決問題。

還是那句話，身體和家庭一樣，是一個整體，牽一髮而動全身，上邊是乳汁出問題，下邊也必定有問題，一處虛必有另一處的實。**剖腹產後很多人會發現，乳汁不足的同時，下邊卻是惡露不盡，這兩個問題的根源是同一個：任脈上下不通。**

這個看似普普通通的手術，給中醫出了很多的難題。在這裡，要順便多提一句：**如果生產的時候選擇了剖腹產，產房裡萬萬不可開冷氣。手術使人體的氣泄了、虛了，外面的寒氣就會長驅直入，深入體內，為今後生殖系統的各種腫瘤，埋下種子！**

2 產後熱服生化湯

田原筆記

近幾年來，「奶粉事件」頻頻發生，糊精奶、三聚氰胺奶、皮革奶、解抗奶（注十六）……，在奶粉的安全危機中，母乳餵養重新得到大家的重視。

但是，重新和自己的寶貝親密接觸的新媽媽又遇到另一個難題，就是想要哺乳，卻苦於「糧倉」空空。

於是，保母市場中，會「催奶」的月嫂開始變得搶手，成了職業「催奶師」，月薪甚至比一般上班族還多。這種集體「斷奶」的盛象，似乎也和如今傳統生養方式的斷代，以及剖腹產的盛行有關。

王氏女科

現在的產婦，都會喝一些豬腳湯，或者雞湯來催奶，其他各種補品就更不用說了，這些補品都有不同程度的補益氣血、下乳的作用。但是呢，這些方法的原理都比較泛，大多只關注到一個「補奶」的問題。其實，早在古代，就有一個非常有效的「產後萬能藥」——它解決的，是產婦整個身體的康復問題，不只催奶，還能清惡露，促進任脈氣血的活潑運行，母子健康。

這就是傅山先生的〈生化湯〉。提到這個方子，我們很想廣泛的呼籲一下，〈生化湯〉實在是太好了！要是能得到大眾的認識，肯定會引起一個女性產後保健的革命，是保障女性在生育之後順利轉型的最好辦法。

我們家裡，從老大到老四家的媳婦都不會沒有奶，要歸功於這個方子。在古代，女人生過孩子都要喝一到三副的〈生化湯〉。現在很多地方沒有這個傳統了，但在山西民間，流傳有「不論寒熱、產後必服生化湯」的說法，〈生化湯〉有「產後第一方」的美譽。

〈生化湯〉，顧名思義，就是既「生」又「化」——**「生」就是生新的東西，包括氣血、乳汁；「化」是化瘀，主要是化排生孩子過程中，胞宮裡瘀滯的陳血和脫下的內膜組織**。產後的人體是很虛弱的，元氣也不足，沒有能力自行將子宮內部清理乾淨，只能一點一點地往外「掃」。惡露走一到兩個月，裡頭既有壞血又有新血，十分傷人，子宮恢復不佳，創口不能癒合，容易誘發一些個炎症，新血也跟著耗費，本該到上邊生成乳汁的氣血，也會被耗用掉。用〈生化湯〉，上生下化，這是同時的作用。

〈七味生化湯〉有個歌謠：當歸川芎黑姜炭，紅花桃仁益母草，後面跟著炙甘草。生第一胎用五味藥，當歸、川芎、桃仁、炮薑、炙甘草，第二胎加了紅花和益母草，是七味藥，更兼顧到過往的瘀血情況。總之，〈生化湯〉的加味不下二十個方子，但萬變不離其宗，五味是化源。

在《傅青主女科》裡，**生化湯最原始的作用，其實是清理產後惡露**。之前說到人流後的出血時，也介紹過喝這個方。我們把它的作用擴大了，把使用時機也更明確。**關鍵時機，是在生孩子以後的二十四小時，在這個時間段內使用，產後病就少得多了**。這也算是祖輩們在生化湯的基礎上做出的貢獻。

〈生化湯〉的成藥是〈生化丸〉，這個藥可能很多地方的藥店都沒有了。但是，在山西，很多醫院都把它當成一種常用藥來用。

注十六　糊精奶：為降低成本，混加過量麥芽糊精（別稱「不甜的糖」）的奶粉，只有純熱量而不具營養價值，長期飲用將導致嬰幼兒肥胖及營養不良，危害健康；皮革奶：利用已經廢棄的動物皮革製品、動物毛髮水解為皮革水解蛋白後，混入到牛奶中，以提高產品中蛋白質含量。含有嚴重超標的重金屬等有害物質，致使牛奶有毒有害；解抗奶：利用β-內醯胺酶做為解抗劑，用來分解和掩蓋鮮奶及乳製品中殘存的抗生素，使牛奶順利通過檢測。

但是，這裡邊還有一個祕訣，我要告訴你：「〔生化湯〕和〔生化丸〕還是不一樣的！」生化「丸」這個劑型本身就不對！為什麼呢？傅山先生在書裡寫的就是〔生化湯〕，說的就是「湯」，不能用「丸」劑的。丸藥是拿什麼做的？丸藥就是把藥打磨成粉，就像和麵一樣，倒上蜂蜜，把它和起來，揉成一個團，**這就是丸藥，那裡頭的藥是「生」的，沒有煎煮過的，會降低這個方子的效用**。最開始我們也都沒意識到這個細微的差別，這是我臨床多年的體會，為什麼不應該吃丸劑？就是**因為產後體虛，內有虛寒，身體裡面的環境是特別寒冷，不要吃生的藥。要吃熟藥，喝熬過的湯，這是熟藥，就跟我們平時吃飯吃菜一樣，熟菜更好消化。如果吃生藥，脾胃本身就是虛寒的，熱能有限，到時候脾胃光負責這個藥的消化就夠了，不管乳汁了**。這個方就具備不了「溫經止痛、滌清惡露、化生乳汁」的功能。熱湯則是很容易消化吸收，並且是四通八達的，能使藥性盡可能發散出來，這就是湯劑的好處。相對而言，湯劑跟丸劑的作用是不一樣的，**丸藥治的是慢性病，湯藥治的是急性病**。

現在有不少原來是湯劑的方子，做成了丸藥或膠囊，進了藥店的中成藥櫃檯，比方說〔藿香正氣膠囊〕，比方說〔生化丸〕。這樣做肯定是普及了中藥的使用，方便攜帶和服用，現在人都忙，也沒什麼時間自己熬藥。但是，湯藥就是湯藥，它的效果，是丸藥無法代替的。來了產後的病人，我會先問她吃了〔生化湯〕沒有，她要是說吃了〔生化丸〕，我就批評她們，把〔生化湯〕的本意扭曲了。堅持用〔生化湯〕這種認識可能在臺灣還有一些保留，在臺灣，〔生化湯〕被做成一種藥包，當成必用藥提供給產婦，讓她們生完孩子後煎湯喝。確實，**〔生化湯〕對剖腹產的人也有好處**。

3 坐好月子，病痛有轉機

田原筆記

有個網友說，她今年三十六歲，剖腹產生了兒子。坐月子的時候，跟家裡人生了氣，結果落下了一個關節疼痛的毛病。周身關節輪流疼痛，到哪兒都沒治好。又過了一年，左手腕關節疼痛，關節僵硬，不能轉動。在得不到正確醫治的情況下，她的左手腕失去了八十%的運動功能，更糟糕的是，從去年開始，右手出現了與左手相同的症狀。她去驗血查了類風濕因子，檢測數值正常，不是類風濕。這病就一直找不著原因，也沒法兒醫治。

在很無奈的情況下，她想到一句俗語：「月子病，月子養。」還有一種說法，說女人生育之前身體不好，借生孩子這個過程能把身體養得非常好。這是什麼道理呢？

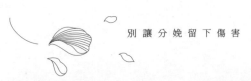

王氏女科

其實，像她的這種情況，生氣只是一個因素，主要還是坐月子的時候氣血虧虛，尤其是腎氣大虧，給了外邪可乘之機。出現產後疼痛的人不少，特別是大城市裡的人，專程為這個來看病。這種疼痛跟一般的疼痛是不一樣的，腰疼，腳後跟疼，有痛得起不了身的，不能下床。

為什麼生產這個過程會讓一些女人虧得這麼厲害呢？因為生產的時候，無論順產還是難產，她都得發力，一出力就要發汗，發汗之後全身的毛孔——門戶就開了，門戶開了之後，身體不夠好的人，太累、精氣不足，就沒有「關門」的功能，這個時候無疑是門戶大開，就好像是沒有門簾，任外邪隨便出入。

在這種情況下，治療產後疼痛跟其他實證疼痛的方法就不同。實證痛可以通過發汗祛風解決一大部分。但是，**產後疼痛是大虛，雖然風邪已經進來了，但你不能光顧著祛風，這樣會愈治愈虛**；因為祛風藥本身有活血化瘀、通經脈的作用，本身就大泄、門戶大開的人，再用通經的藥，就會導致邪氣一會兒進來、一會兒出去。

除了汗法，吐法和下法這些個通瀉的方法也是不能用的，她需要你用藥來幫助固氣、斂汗，把門關上，所以，產後受風、疼痛，以補為主。

補誰呢？這就要考慮門戶歸哪個部門管了——**首先是歸腎臟管，生孩子這事主要在它**；再次**是責之於肺，歸肺管，因為肺主皮毛**。也就是說，腎負主要責任，肺負次要責任。**還有一個，脾主肌肉，統中氣，五臟皆虛，要找脾土支援**。這個時候是什麼狀態呢？它們都不管，週休去了，必須讓它們趕快回到週一上班的狀態，也就是週末加班。

下方子的時候先把門關上，關鍵是調和營衛，就是讓她穿上衣服的意思，不是說真的衣服，而是讓毛孔有自主開合功能，把外邪驅逐出去後關門，不要讓風再進來，用藥以黃耆為主。我們爺爺治這個產後疼痛，兩副藥就能讓產婦下床，我們現在兩副藥不行了，得四副。

話說回來，**這種產後疼痛的最佳治療時間，是坐月子的時候，身體大虛，反過來說，其實也正是身體大修的機會，老話就有把月子稱為「金月」的**。如果在這個時候勞累了、受寒了，會積下各種疾病，**要治療的話，還得抓住子宮的開放期，才能調理得了，開放期包括經期和產期，但開放程度還是有區別的**。

生產之後隱隱作痛的問題，一般來說，恢復要花半年時間。

至於說，女人為什麼能借懷孕生產這個過程重建身體呢？現代醫學有一些研究證實，**女人在懷孕的時候，內分泌發生了很大改變，免疫系統是受神經體液調節的，免疫系統也會發生很大的改變；孕產這個過程，相當於是身體機能大調整的過程**。

中醫則認為，十月懷胎的過程中，母體的氣血都要去「餵養」胎兒，而胎兒在三個月後開始能反哺母親，所以孕婦的氣血運行比常人要旺盛很多。這時候，人的經絡血脈，就像迎來了春潮，強大的力量，能把淤堵的地方衝開，甚至說沖走，就有可能治癒、或緩解一些舊疾、暗疾。這也解釋了為什麼「月子病，月子養」，就是為了借助下一波春潮的力量。

人的血脈運行，是很有意思的學問。比方說，中醫的脈診，通過切脈就能知道月經是不是要來了，什麼時候來，還能知道你是否懷孕，大概懷幾週。很多人認為神奇，這些都是要靠３Ｄ或４Ｄ超音波才能解決的問題，中醫憑三根指頭就全解決了！其實，切的就是氣血的運行態勢——月經來潮的時候，脈象洪大，有點山雨欲來風滿樓的氣勢，氣血暗湧；懷孕以後，母子二人合於一體，代謝加強，氣血充盛、往來流利，脈象上就出現了滑脈，這些都是生命的大智慧。

護經箴言

驚恐，勞役、恚怒、風冷，則氣血錯亂，經脈不行，多致肢體疼痛，頭目眩暈，咳嘔不寧，淋瀝無已，漸成勞瘵，不治者有矣。

——《女科指掌》

外因經病：天地溫和經水安，寒凝熱沸風蕩然，邪入胞中任沖損，婦人經病本同參。
內因經病：婦人從人不專主，病多憂忿鬱傷情，血之行止與順逆，皆由一氣率而行。

——《醫宗金鑒．婦科心法》

經血為水穀之精氣，和調於五臟，灑陳於六腑，乃能入於脈也。凡其源源而來，生化於脾，總統於心，藏受於肝，宣布於肺，施泄於腎，以灌溉一身。在男子則化而為精，婦人則上為乳汁，下歸血海而為經脈。

但使精氣無損，情志調和，飲食得宜，則陽生陰長，而百脈充實，又何不調之有？苟不知慎，則七情之傷為甚，而勞倦次之。又或為欲不謹，強弱相淩，以致沖任不守者，亦復不少。此外則外感、內傷，或醫藥誤謬，但傷營氣，無不有以致之。凡人有衰弱多病，不耐寒暑，不勝勞役，雖先天稟弱者常有之，然以氣血方長，而縱情虧損，或精血未滿，而早為斫喪，致傷生化之源，則終身受害，此未病之先，所當深察而調之者也。若欲調其既病，則惟虛實陰陽四者為要。

——《婦人規》

田原小叮嚀

生來女兒身，我們經歷的人生，便將包括月經、懷胎、生子等過程。輪迴的生育使命，會讓我們一次次直面蛻變的痛楚和新生的歡喜。這樣平凡而濃重的人生，同時需要耐力和爆發力，對身體的悉心照料，必不可少。

在特殊的開放期——經期，要做好防寒保暖工作：

一、盡量不要洗頭髮——如果必須要洗，盡量選擇在有陽光的中午或午後洗，洗完頭即時用熱風吹乾，或用乾毛巾反覆擦乾水分。吹頭髮時特別要注意吹後脖頸，這兒有幾個容易受風寒的穴位：風池、風府，寒氣和水濕會從這裡進入體內。

二、少洗澡——尤其不要盆浴，可以用生薑煮水擦身，既祛風寒又保持清爽。每日溫清水洗外陰。

三、杜絕性生活——子宮處於開放期，性生活會刺激子宮，加重充血，精液的進入，會阻塞子宮壁的血絡，干擾經水的排出。

四、準備一個暖水袋，經期時暖腹、暖腰。

五、不吃生冷的水果、冰凍食物——溫性水果可以適當吃一點，如柳丁、橘子和桂圓等。忌喝冷飲，多喝溫熱飲料，桂圓薑棗茶、薑汁紅糖水都有助於經水的暢通。

六、避免過度勞累——在體力方面，不要做大運動，每天伸展一下筋骨就足夠了；腦力勞動也要適當控制，思慮耗心血，傷脾氣，會加重身體的負擔。

七、在飲食的選擇上，清淡為主，葷素搭配——保證每天一個雞蛋，適量瘦肉。避免過甜、辛辣的食物。甜食滋膩，不容易消化，辛辣會耗氣動血。

八、注意穿衣保暖——尤其注意後脖子和腰部的保護，小心受風著涼。少吹冷氣，在冷氣房裡多披一件衣服。謹防「寒從足下起」，穿上包腳趾頭、包足跟的鞋子，準備一對護踝，經期要把腳踝上下護好，這附近有一個重要的穴位：三陰交。

九、堅持每天臨睡前熱水泡腳——這個方法不僅適用於經期，平時用還有助睡眠。

十、充足睡眠，保持心中晴朗——月經期時總有些輕微的不適，情緒會受到影響，教自己歡喜迎接這個「浴血重生」的時期，平靜感受一些與平時不同的身體變化；不要輕易生氣，發脾氣會擾亂經期，也很傷肝臟。

十一、家中常備〈逍遙丸〉或〈加味逍遙丸〉——有疏肝解鬱、調經作用，能緩解早期的乳腺增生。

經期後的一週，身體剛剛清理乾淨，很輕快，新一輪的生長又開始了，這時可以給身體進一點食補，如黃精瘦肉湯、烏骨雞湯、阿膠煮雞蛋水、桑寄生紅糖雞蛋湯、黃酒炒蛋、紅糖紅豆粥等。

在平常的日子，也不能疏忽大意。以上這些經期小叮嚀，如果能在每一天裡養成習慣，會受益匪淺。

另外，有幾點尤其要提醒年輕女孩：想減肥的話，選擇一套體操或幾個運動堅持做，別用減肥藥或者節食，這些減肥方法減掉的是生命力；如非必要，不使用衛生護墊。

對於自己的身體變化，最好做好觀察和紀錄，備一個小本子，養成記錄生理週期的習慣，會幫助你愈來愈了解自己的身體。

後記

二〇一一年四月中旬，本書初稿擬定，社裡邀請王氏女科赴京審稿。大哥和三哥，於診務間抽出了兩天時間，風塵僕僕地趕到了北京。京城正值杏桃怒放的好時節，哥倆未曾歇息，便在旅館裡開始了緊鑼密鼓的審稿工作。

連夜將全稿通讀下來，哥倆很是高興：「每一個章節，文題定位之準確，出乎意料！」他們細緻地調整了書中附方的劑量，取了一個適中的量（注十七），供讀者參考。

臨走，三哥懇切道：「田老師，您很理解，咱們寫這本書，真不是為了增加多少病人，現在的門診已經看不過來了，還是那句話，要讓天下的女人啊，都知道自己，懂得怎麼愛護自己！」（注十八）

二〇一一年四月三十日

注十七　中醫、中藥極為講究因體質、因辨證、因症、因地制宜；為避免讀者擅自誤用，繁體版已將這些附方劑量刪除。為了自己的健康，強力建議讀者務必尋求合格專業的中醫協助。

注十八　書中表達的觀點，僅代表第二十七代傳人王培堯後代的獨家觀點，以及多年來的看病體會。而第二十八代、二十九代王氏族人眾多，體會及經驗不一而足，僅第二十七代傳人王培堯一脈實亦無法以點蓋面，請讀者慎知！

八〇後的祖傳中醫——王氏女科第二十九代傳人回憶錄

燈下提筆，思緒萬千，因為這樣的自敘還是第一次，第一次寫自己所走過的路，所經過的事，第一次記錄我和父輩們的故事。

回憶一：

兒時，總能聽到街坊鄰居這樣介紹我：「先生家的兒子。」一直也不明白，直到初中學了魯迅先生的文章，才明白不僅老師是先生，醫生在過去也被稱為先生。

兒時，也不知什麼是「祖傳」，因為八〇後的這一代，提及「祖傳」二字，甚至會讓別人嗤鼻。更不理解，為什麼每天放學之後，一定要背誦《藥性歌訣四百味》，甚至還要挨打！

兒時，在記憶中，爸爸每天都是在低著頭寫藥方，每天都是在給各種不同性別、年齡、身分、打扮的人看病。而且女人偏多，經常聽到月經、大小便、腎虛、脾虛等生理和病理名詞，直到上了初中學了生理課，才隱約感覺到我所背誦藥性當中所提到的「經」字的含義。

兒時，在逢年過節，或者我的寒暑假，回到故鄉平遙，也是同樣的場景，「刺鼻」的中藥味，來來往往的病人，以及熟悉的生理病理名詞……，很朦朧，很淡然，覺得這些好像與我沒有什麼關係，這種意識模糊的思維，一直延續到我高考之後。

回憶二：

我的大學是在山西中醫學院度過的，至今我仍然在這裡工作和學習。大二的第二個學期，有一天突然感覺自己身上發冷，嗓子痛得連喝水都覺得困難，而且高熱不退，甚至還有嘔吐。因為自己是中醫學院的學生，所以就去附屬醫院看病，說實話，心裡很抵觸醫院，因為第一次離開家，以前在家有這些病痛，都是父母給我吃些藥就好了。

當時附屬醫院的一位老師給我開了一些藥以後，很直接地告訴我，把扁桃體切掉。我聽完後，拿著他的處方就坐上回家的長途汽車，一進門，爸爸抬頭看了我一眼，說你這次病得比較明顯，並且問我嗓子什麼感覺？口苦不苦？怕不怕冷？邊說邊拿著砂鍋，在藥房很熟練地在藥斗子裡用手抓了幾味中藥，告訴我說去切一截蔥白。第一碗藥下去，可以喝水了，而且身上明顯感覺不冷了；第二碗藥下去，晚飯吃得很香。次日早晨，喝了第三碗藥，我坐上了返校的長途汽車。

這對我是一次不大不小的觸動。難道，爸爸的藥真的這麼靈？

回憶三：

即將要大學畢業的時候，本身是學中醫專業的我，仍然沒有給自己一個準確的定位，自己真的要從事這個祖輩們都在做的行業嗎？正躑躅的時候，有一個留校工作的機會，我就這樣開始工作了。

二〇〇五年，夏天，學校的一位懷孕的女同事，第二次在懷胎四十五天左右流產。某天下午她找到了我，她聽說平遙一帶有一家人專門從事中醫女科，尤其對胎前產後有獨到的見解與療效，我隨口告訴她家裡的地址與電話。十二月的一天，這位同事淚流滿面地找到我，說我在他們家立了一大功！我說怎麼回事？她說因為我父親給她保胎、安胎，這個孩子終於活了下來，此時她已有四個多月身孕，並於二〇〇六年五月底順利產下一個約三千五百公克左右的男嬰。

這件事對我撼動頗深，似乎才意識到，我的家族，傳承了幾百年的王氏女科，確實是有真工夫的。是不是正應了那句古詩「不識廬山真面目，只緣身在此山中」？

猶記得剛上大學時，對於中醫的那種迷茫感讓我沮喪。明明知道中醫有療效，有時甚至是神效，而自己也曾經是中醫的受益者，但如何辨證、怎樣開方、用藥多少，在學習了許多中醫課程並臨床實習過後，仍不是很清楚。也曾在寒暑假時，親朋鄰居找我來看病，我把中醫道理說得還算清楚，西醫道理也還算說得明白，可一到開方用藥時就茫然不知所措，心裡打鼓。先不說選方對錯，就是每味藥的用量就不確定。努力回想中藥方劑書上的常用量，可如果常用量是十到三十克，我到底該用多少克呢？結果十有八九藥不奏效。幾次下來，不但別人對我沒了信心，我自己也失去了信心。我想這是很多中醫本科生曾經、現在和將來所面對的問題。

學習中醫沒有臨床實踐，沒有跟師學習是學不好的，最起碼藥的劑量、加減變化就無從掌握。在我看來，很多本科生畢業後轉了行，做了藥品銷售代表，或者做了其他行業，甚至在考研時就轉投了西醫或其他熱門專業，是因為缺少了一種「免疫力」。很幸運，我有這樣一個家族，有這樣一種資源，使我在「母乳」的餵養下，得到了別人得不到的「免疫力」，這種「免疫力」是年輕的中醫人所必需的。中醫學生要想取得對中醫的信心，要想自己有底氣，就得多多臨床，多多實踐。中醫的信心從何而來？就是從實踐中來。

經歷了諸多想法和諸多做法的我，終於回歸到了這份家業的軌道上來。也許是從小的耳濡目染，也許是家庭的薰陶，更重要的是我接受的中醫學院高等教育，使得我回到這個軌道上沒有費力；但愈是去學，愈覺得自己很匱乏，愈覺得自己的功底還不夠扎實；但是，獨立醫治病人，並取得療效時的那種喜悅與滿足，卻仍然給了我信心和勇氣，在這條中醫路上一直走下去。

西元二〇〇九年十月

國家圖書館出版品預行編目（CIP）資料

子宮好，女人才好：百年女人養女科 /
田原著. -- 二版. -- 臺北市：
有鹿文化事業有限公司, 2023.2
面；公分. --（生命有路；10）
ISBN 978-626-7262-03-0(平裝)
1. CST：婦科 2. CST：子宮疾病
3. CST：養生

413.6 111022404

生命有路 〇一〇

子宮好，女人才好：百年女科養女人【經典新版】

作者 田原
策劃 詹德茂
封面設計 謝佳穎
內頁設計 陳采瑩
董事長 林明燕
副董事長 林良珀
藝術總監 黃寶萍
社長 許悔之
總編輯 林煜幃
副總編輯 施彥如
美術主編 吳佳璘
主編 魏于婷
行政助理 陳芃妤
策略顧問 黃惠美・郭旭原・郭思敏・郭孟君
顧問 施昇輝・張佳雯・謝恩仁・林志隆
法律顧問 國際通商法律事務所／邵瓊慧律師

出版 有鹿文化事業有限公司
地址 台北市大安區信義路三段一〇六號十樓之四
電話 〇二—二七〇〇—八三八八
傳真 〇二—二七〇〇—八一七八
網址 http://www.uniqueroute.com
電子信箱 service@uniqueroute.com

總經銷 紅螞蟻圖書有限公司
地址 台北市內湖區舊宗路二段一二一巷二十八號四樓
電話 〇二—二七九五—三六五六
傳真 〇二—二七九五—四一〇〇
網址 http://www.e-redant.com

製版印刷 鴻霖印刷傳媒股份有限公司

ISBN 978-626-7262-03-0
初版 二〇一一年十二月
二版第一次印行 二〇二三年二月
定價 三八〇元